外科専門医受験のための演習問題と解説

第2集

監修
加納　宣康　一般財団法人脳神経疾患研究所 総合南東北病院

編集
本多　通孝　福島県立医科大学低侵襲腫瘍制御学／
　　　　　　総合南東北病院外科

執筆（五十音順）
青木　耕平　埼玉医科大学総合医療センター呼吸器外科
伊藤　校輝　東北大学心臓血管外科
蛯名　　彩　有明みんなクリニック田町芝浦院院長
喜安　佳之　京都大学大学院医学研究科消化管外科学／
　　　　　　University of Michigan
本多　通孝　福島県立医科大学低侵襲腫瘍制御学／
　　　　　　総合南東北病院外科
松田　　諭　亀田総合病院小児外科
松本　純明　京都大学医学部附属病院乳腺外科／先制医療・生活習慣病研究センター
森田麻里子　Child Health Laboratory 代表

医学書院

外科専門医受験のための演習問題と解説　第2集	
発　行	2017年4月15日　第1版第1刷Ⓒ
	2022年10月15日　第1版第2刷
監　修	加納宣康 か のうのぶやす
編　集	本多通孝 ほん だ みちたか
発行者	株式会社　医学書院
	代表取締役　金原　俊
	〒113-8719　東京都文京区本郷 1-28-23
	電話　03-3817-5600（社内案内）
印刷・製本	三美印刷

本書の複製権・翻訳権・上映権・譲渡権・貸与権・公衆送信権（送信可能化権を含む）は株式会社医学書院が保有します．

ISBN978-4-260-03045-8

本書を無断で複製する行為（複写，スキャン，デジタルデータ化など）は，「私的使用のための複製」など著作権法上の限られた例外を除き禁じられています．大学，病院，診療所，企業などにおいて，業務上使用する目的（診療，研究活動を含む）で上記の行為を行うことは，その使用範囲が内部的であっても，私的使用には該当せず，違法です．また私的使用に該当する場合であっても，代行業者等の第三者に依頼して上記の行為を行うことは違法となります．

JCOPY 〈出版者著作権管理機構　委託出版物〉
本書の無断複製は著作権法上での例外を除き禁じられています．複製される場合は，そのつど事前に，出版者著作権管理機構（電話 03-5244-5088，FAX 03-5244-5089，info@jcopy.or.jp）の許諾を得てください．

監修の序

　加納宣康監修，本多通孝編集による"『外科専門医受験のための演習問題と解説』の出版に寄せて"と題して同書の「監修の序」を執筆したのは，2012年12月1日のことでした．

　それよりも遡ること数年，本多通孝先生により同書の企画がなされたころ，当時まだ若かった本多先生から，「こういう受験問題集は絶対に必要だと思って医学書院へ企画を持っていったら，"どなたかに監修していただくことはできるでしょうか"と言われました．そこで勝手ながら，"加納宣康先生に監修者になってもらうということでどうでしょうか"と提案したら，"それならやりましょう"と承諾を得てきましたので，加納先生，何としても監修の仕事を引き受けてください」と言われました．

　私はまったく学問的とは言えない出版企画だが，確かにこういう書物が若い外科医たちに求められていることは確かだから，やってみる価値は大いにある，と考え，「喜んでお手伝いする」と答えました．

　その後，医学書院発行の雑誌「臨床外科」に毎月問題を掲載していくことになり，それを最終的に一冊の成書にして問題集にしようという予定が立ちました．その方針に基づいて，医学書院のご厚意により，問題作成と「臨床外科」への掲載が進んでいきました．

　監修者の私のところに本多先生たちが作った問題が届けられるようになりましたが，最初のうちはぎこちない文章が多くて，それを訂正するのに，かなりの時間とエネルギーを割いたものでした．しかし，連載が進むにつれて，執筆者らの文章力は急速に伸び，1年を過ぎるころには，私が手を加える必要がほとんどなくなるまでに成長しました．若い人の成長は本当に目覚ましいものだと感心したものでした．

　同書の初版第1刷の発行が2013年1月でしたから，2年が経過したころに，近いうちに増補改訂版を作らないといけないな，と思い，本多先生と打ち合わせを進めていました．その後，本多先生は新たな共同執筆者を見つけて，新作問題を集積していきました．

　その結果生まれたのが，本書『外科専門医受験のための演習問題と解説　第2集』です．

　『第1集』では基本的な内容が中心でしたが，『第2集』では，模擬試験をつけたり，少し難度の高い問題を中心に問題数を増やしたりしましたので，より実践的で充実した試験対策が可能となりました．

　受験生の皆様には，『第1集』と『第2集』をあわせてご利用いただくことにより，より効果的な準備をしていただけると確信しております．本多先生はじめ先輩外科医たちが皆様の勉強のお手伝いをするために，常に皆様の側についていると思って本書を利用しつつ，外科医学の勉強をお続けください．

2017年3月吉日　千葉徳洲会病院院長室にて（弟子たちの書いた原稿に囲まれて）

監修者　加納宣康

序

　2016年は勤務医にとって"新専門医制度"や"個人情報保護法改正"に振り回された1年ではなかったでしょうか．着地点はいまだに見えてきませんが，おそらく現場の若手医師にとっては制約の強化と負担増の可能性が濃厚です．これから外科専門医を目指す医師に対して，専門医取得に向けた明るい未来の話ができないのはつらいものです．多くの外科医が，外科専門医取得をもはや当たり前のことと認識しており，取得しないという選択肢がなくなりつつあるなかで，取得への"事務的な"手続きが増える一方であるというのは実に残念なことです．しかしこれも，社会が専門医に求める期待の声を反映してのことと前向きにとらえて，その先にある未来に希望をもって進んでいくしかないのかもしれません．

　さて，このような背景で外科専門医予備試験の問題も年々難易度が上がってきているとの感想が多くの受験者から聞かれました．私が受験したときには，「問題が難しい」という話はあまりなく，臨床をしっかりやっていればおおむね解けるというレベルの問題が大半でした．また，毎年必ず出るという頻出問題が数題あり，あまり細かい知識問題はなかったように記憶しています．『外科専門医受験のための演習問題と解説　第1集』（医学書院，2013，増補版2016）は，このような背景のもと最低限必要な基本知識を短時間で復習し，効率よく試験勉強を乗り切ることを目的に作成されました．

　しかしながら，最近はかなり稀な病態や，最新のエビデンスに関する出題もあるようです．これまでは，受験の時期が近づいた段階での詰め込み学習が効率のよい勉強法だったかもしれませんが，最近の出題傾向に対応するためには日々のマメな学習が必要になってきたのかもしれません．そこで本書は，そんな若手外科医のニーズに応えるべく，第2集として幅広い出題範囲や少し難易度の高い問題への対策を目的に作成されています．コンセプトは，あくまでも若手外科医（麻酔科・頭頸部外科含む）が自分の学習体験をもとに出題傾向に合わせた実践的な問題を作成し，受験者目線のわかりやすい解説をつけるというものです．

　公私ともに（？）多忙な若手外科医にとって，座学自習は苦痛を伴うことですし，なにより手術室や救急外来に足を運ぶほうが得るものは多いことでしょう．しかし，そんな合間をぬって本書を活用していただいた読者の方々が，少しでも楽しく，実りある学習の成果を得ることができましたらこれに勝る喜びはありません．

　本書の発刊にあたり，読者目線の貴重なご助言と，学術的な見地からの的確なご指導を頂きました医学書院医学書籍編集部の飯村祐二氏をはじめ，画像提供および読影・診断のご指導を賜りました総合南東北病院放射線科の三浦由啓先生，同　消化器内科の濵田晃市先生，企画・編集・出版に尽力してくださいましたすべての関係者に心より御礼申し上げます．

2017年4月

編集者　本多通孝

本書の使い方

この問題集は以下の方々を対象に作成しています．

> 1. 日本外科学会の**専門医予備試験を受験予定**の方
> 2. 外科をローテーションする**初期研修医**の方
> 3. 外科専門医制度における修練施設の**指導医**の先生方

　第1集（増補版：医学書院，2016）では，専門医試験の全体像をつかんでいただくために全分野の代表的な疾患について演習問題と解説を用意しています．ひととおり第1集での演習が終了し，試験の大まかな出題範囲，雰囲気をつかんでいただけましたら，続いて本書の「模擬試験」にチャレンジしてみましょう．この「模擬試験」は，実際の試験と同様に3時間の制限時間を設けて，実践的にやってみるとよいでしょう．問題数は例年110題（2017年度から計100題に変更される予定）であり，実際の試験で考える時間が足りなかったという訴えはあまり聞かれませんが，マークシート形式の回答など，慣れていないところで思わぬミスを犯す危険もあります．合格率80％が目安の試験であり，なるべくケアレスミス・誤記入を減らすことが大切なポイントになりそうです．

　模擬試験が終わったら，解説を見ながら採点をしてみましょう．本番の試験と同様，問題は消化器，心臓・血管，呼吸器，小児，乳腺・内分泌，救急・麻酔，総論の順番で分野別に出題されています．それぞれ分野別の正解数をチェックして自分の苦手分野を特定しましょう．解説に付記されている★の数が設問の難易度を表しており，以下のとおり受験者のレベルでの正答率の目安になっています．

難易度	正答率目安
★	81％ 以上
★★	51〜80％
★★★	21〜50％
★★★★	20％ 以下

　この模擬試験では実際の予備試験問題よりも少し難易度の高い問題を多く含めていますので正解数が少なくても慌てる必要はありません．不正解だった問題は★の数が少ないものから優先的に復習していくとよいでしょう．特に苦手な分野がある場合には第1集で解説した頻出問題に立ち戻って復習し，弱点の克服に努めましょう．また，試験問題が難しく感じるのは単に勉強不足だけでなく診療経験の不足も意味しています．経験症例の偏りなどがあれば，早めに指導医に相談し調整をお願いしておきましょう．これは予備試験合格後の認定試験対策としても重要になります．

模擬試験の問題を十分に理解できたと思ったら，最後の仕上げとして本書後半の分野別の演習問題にチャレンジしてみましょう．ここでは選択肢の難易度を少し高めに設定しています．時間の許す限り，1つ1つの選択肢の内容まで吟味して回答することでより学習効果を高めることができるでしょう．実際の試験問題よりも少し難しめの設問があるので，あまり正答できなかったとしてもそれほど気にすることはありません．試験直前期に知識を整理するためのきっかけとして利用していただければと思います．

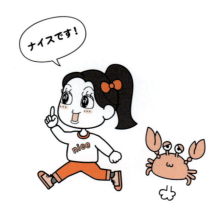

目次

本書の使い方 …………………………………………………………… vii

模擬試験 ………………………………………………………………… 1

① **消化管** 本多通孝・喜安佳之 ………………………… 83

② **肝胆膵脾** 本多通孝 ………………………………………… 129

③ **心臓・血管** 伊藤校輝 ……………………………………… 153

④ **呼吸器** 青木耕平 …………………………………………… 177

⑤ **小児** 松田　諭 ……………………………………………… 193

⑥ **乳腺・内分泌** 松本純明・蛯名　彩 ………………… 205

⑦ **救急・麻酔** 喜安佳之・本多通孝・森田麻里子 ……… 223

⑧ **外科学総論** 本多通孝・喜安佳之・森田麻里子 ……… 241

著者紹介 ………………………………………………………………… 252

模擬試験

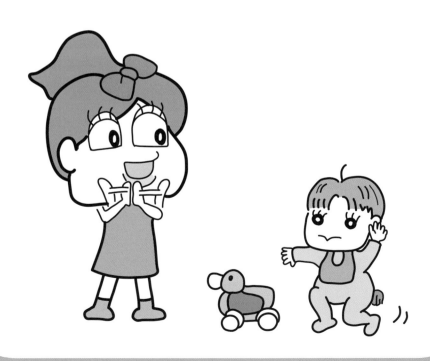

問題

問題 1

62歳の男性．突然の胸痛，呼吸困難を主訴に救急搬送された．家人の話では大量飲酒後に嘔吐を繰り返していたとのことであった．来院時の意識レベルはI-3．血圧82/45 mmHg，脈拍110回/分，呼吸数22回/分，発汗著明．胸部単純X線写真（図A），胸部単純CT写真（図B）を示す．次に行う処置として誤っているものはどれか．

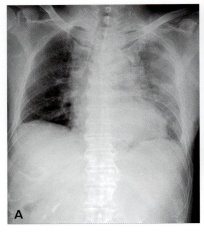
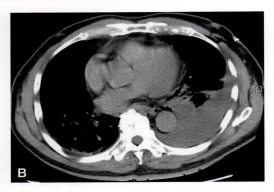

a. カテコラミンの持続投与
b. 胸腔ドレナージ
c. 緊急内視鏡検査
d. 上部消化管造影検査
e. 緊急手術の準備

問題 2

78歳の男性．1か月前から食事のつかえ感，嘔吐があった．最近では嘔吐を繰り返すようになり来院した．上部消化管内視鏡写真(図A)，胸部造影CT写真(図B)を示す．誤っている治療方針はどれか．

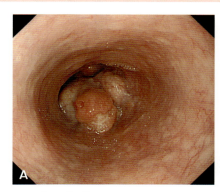
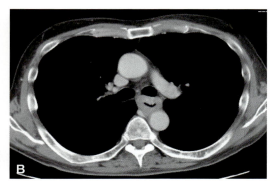

a．バイパス術
b．化学療法
c．食道ステント挿入
d．胃瘻造設
e．化学放射線療法

問題 3

77歳の男性．食事のつかえ感を主訴に受診した．内視鏡写真(図)を示す．切歯列から25 cmの部位に図のような所見があり，生検組織診断は扁平上皮癌であった．この症例の手術において温存すべき構造物はどれか．2つ選べ．

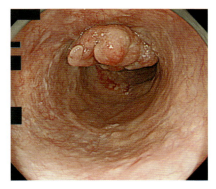

a．胸管
b．右胃動脈
c．左胃動脈
d．迷走神経肺枝
e．気管支動脈

問題 4
食道の解剖学的特徴について正しいものはどれか．2つ選べ．

a. 口側には横紋筋組織を有する．
b. 全長は約 25 cm である．
c. 気管分岐部より口側を頸部食道とする．
d. 異所性胃粘膜は下部食道に多い．
e. 粘膜筋板がないのが特徴である．

問題 5
食道切除後の再建について正しいものはどれか．2つ選べ．

a. 有茎空腸の挙上性は胃管と比較して良好である．
b. 胃管内の血流は左胃動脈から供給される．
c. 胸壁前経路は再建距離が長くなる．
d. 胃管のうっ血に対して静脈吻合が有効である．
e. 幽門形成により逆流を防止できる．

問題 6
食道胃接合部の腺癌について正しいものはどれか．2つ選べ．

a. 多くは Barrett 上皮から発生する．
b. 早期発見には積極的に内視鏡生検を施行すべきである．
c. 下咽頭癌や喉頭癌との重複が多い．
d. 病理学的診断には粘膜筋板の二重化に注意が必要である．
e. 進行癌では傍大動脈リンパ節郭清が必要である．

問題 7
幽門側胃切除術において，切離する血管として誤っているものはどれか．2つ選べ．

a. 幽門下動脈
b. 左胃静脈
c. 胃十二指腸動脈
d. 後胃動脈
e. 上十二指腸動脈

問題 8 胃癌の組織分類のうち，未分化型に分類される所見は次のうちどれか．2つ選べ．

a. 乳頭腺癌
b. 印環細胞癌
c. 粘液癌
d. 内分泌細胞癌
e. 未分化癌

問題 9 正しい組み合わせはどれか．

a. 副細胞 ── ペプシノゲン
b. 主細胞 ── ガストリン
c. 前庭部 ── セクレチン
d. 壁細胞 ── 内因子
e. G細胞 ── グレリン

問題 10 胃癌に対する内視鏡的切除後，追加外科切除の対象となる所見はどれか．

a. 長径 3 cm，tub2，pT1b(SM 300 μm)，VM0，HM0，ly0，v0
b. 長径 5 cm，tub2，pT1a，UL(−)，ly0，v0
c. 長径 1.5 cm，por，UL(−)，pT1a，ly0，v0
d. 長径 2 cm，tub2 優位(por 成分を含む)，T1a，UL(+)，ly0，v0
e. 長径 5 cm，tub1，pT1b(SM 250 μm)，VM0，HM0，ly0，v0

問題 11 次の胃粘膜下腫瘍のうち，手術適応にならないものはどれか．

a. 腫瘍径 1.5 cm，増大傾向あり
b. 腫瘍径 1.8 cm，生検にて GIST 疑い
c. 腫瘍径 2.5 cm，異所性膵疑い
d. 腫瘍径 3 cm，生検結果陰性，潰瘍形成あり
e. 腫瘍径 6 cm，生検結果陰性

問題 12　59歳の女性．検診目的に施行された上部消化管内視鏡検査写真（図A，B）を示す．当てはまる所見として正しいものはどれか．2つ選べ．

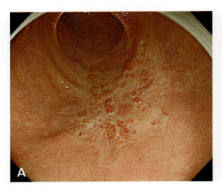
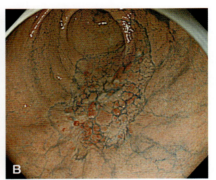

a. ひだ集中像
b. 異型血管の増生
c. 蚕食像
d. 再生結節
e. 巨大皺襞

問題 13　79歳の女性．上腹部痛を主訴に受診し，上部消化管内視鏡検査にて胃癌を発見された．内視鏡写真（図A）と手術中の写真（図B）を示す．矢印の結節を生検し，迅速診断に提出すると腺癌の所見があり，洗浄細胞診は Class Ⅴ であった．対処として正しいものはどれか．

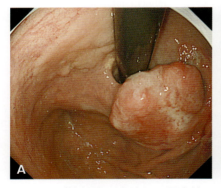
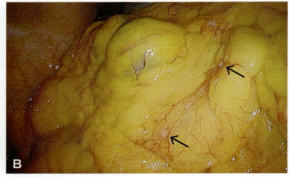

a. リンパ節郭清は省略し，胃全摘のみ施行
b. 試験開腹のみ
c. 胃空腸バイパスを施行
d. 胃全摘，D3 郭清を施行
e. 化学放射線療法を施行

問題14

57歳の女性．検診のバリウム造影検査で異常を指摘され精査を行った．胃体部に多発するSMT様隆起を認めた．腫瘍径はいずれも20 mm以下であった．生検を行ったところ神経内分泌細胞への分化傾向のある腫瘍細胞とロゼット状の配列を認めた．補助診断として有用な血清学的検査として誤っているものはどれか．2つ選べ．

a. ガストリン
b. クロモグラニンA
c. 抗内因子抗体
d. サイログロブリン抗体
e. グレリン

問題15

50歳の女性．夕食後に急激な腹痛を訴え救急外来を受診した．診察中にも嘔吐を繰り返している．既往症は特になし．上部消化管内視鏡写真（図）を示す．本疾患について正しいものはどれか．2つ選べ．

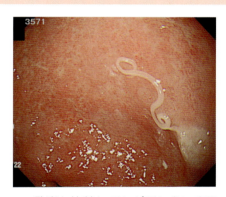

a. 欧米と比較してわが国に多い疾患である．
b. 数日間の食事内容を聴取すべきである．
c. 卵や鶏肉が感染源となる．
d. 劇症型は予後不良である．
e. 胃以外に病変を認めることがある．

問題 16

切除不能胃癌に対する化学療法として一般的に使用する薬剤として誤っているものはどれか．2つ選べ．

a. イリノテカン
b. メソトレキセート
c. オキサリプラチン
d. シクロホスファミド
e. パクリタキセル

問題 17

十二指腸に関する記述として正しいものはどれか．

a. 解剖学的に球部・下行部・水平部の3区域に分けられる．
b. Brunner 腺は球部に多く存在し肛門側では少ない．
c. 上腸間膜動脈症候群による十二指腸閉塞は高度肥満患者に多い．
d. 十二指腸憩室の多くは水平部に存在する．
e. 傍乳頭部の憩室が原因となる胆管炎を Mirizzi 症候群と呼ぶ．

問題 18

下腸間膜動脈から分岐する動脈はどれか．2つ選べ．

a. 中結腸動脈
b. S状結腸動脈
c. 上直腸動脈
d. 中直腸動脈
e. 脾動脈

問題 19

誤っているものはどれか．2つ選べ．

a. 下腹神経は勃起に関連する神経である．
b. 骨盤内臓神経は交感神経系である．
c. 骨盤神経叢は尿道括約筋を支配する．
d. 骨盤神経叢の損傷は逆行性射精の原因となる．
e. 陰部神経は外肛門括約筋を支配する．

問題 20 家族性大腸腺腫症の随伴病変として誤っているものはどれか.

a. 甲状腺癌
b. デスモイド腫瘍
c. 小腸腺腫
d. 肺腺癌
e. 脳腫瘍

問題 21 大腸癌の危険因子として誤っているものはどれか. 2つ選べ.

a. Cronkhite-Canada 症候群
b. 炎症性腸疾患
c. 糖尿病
d. 芳香族アミン類の曝露
e. 高塩分の摂取

問題 22 Crohn 病について誤っているものはどれか. 2つ選べ.

a. 小腸切除を行う場合にはできるだけ広範囲に切除するべきである.
b. 縦走潰瘍や敷石像は直腸にも認めることがある.
c. 痔瘻に対して Seton 法は有効である.
d. 潰瘍性大腸炎より癌化リスクは高い.
e. 組織学的に全層性の炎症である.

問題 23 炎症性腸疾患の手術適応に関して正しい組み合わせはどれか. 2つ選べ.

a. colitic cancer ─── 大腸全摘
b. 腸管外合併症 ─── 相対的手術適応
c. 中毒性巨大結腸 ─── 10 cm 以上の横行結腸拡張
d. 回腸嚢肛門吻合術 ─── 肛門粘膜の残存
e. 難治性瘻孔 ─── 保存的治療

問題 24 大腸癌の化学療法中に起こる有害事象として誤っている組み合わせはどれか．2つ選べ．

a. オキサリプラチン ── 末梢神経障害
b. 5-FU ── 心毒性
c. イリノテカン ── 遅発性下痢
d. ロイコボリン ── 骨髄抑制
e. TS-1 ── 色素沈着

問題 25 大腸癌の動向につき正しいものはどれか．2つ選べ．

a. 結腸癌よりも直腸癌が多い．
b. 女性の悪性腫瘍死亡者数の原発臓器として大腸が最も多い．
c. 左側結腸よりも右側結腸に発生する癌は予後不良である．
d. 食生活が大腸癌の発生に関連する．
e. 検診として大腸内視鏡検査が一般的である．

問題 26 大腸における神経内分泌腫瘍について正しいものはどれか．2つ選べ．

a. ホルモン産生症状を伴うことが少ない．
b. 核分裂像，Ki-67指数が悪性度に重要な指標である．
c. ソマトスタチンアナログが有効である．
d. 左側結腸に発生することが多い．
e. 大きさ20 mm以内では内視鏡的切除が行われる．

問題 27 ストマサイトマーキングのデザインとして適切でないものはどれか．2つ選べ．

a. 臍より高い位置に計画する．
b. 腹直筋をよける位置に計画する．
c. 腹壁の膨隆の頂点に計画する．
d. 皮膚のしわや臍，上前腸骨棘から一定の距離をとる．
e. 坐位で本人がストマを確認できる．

問題 28

虚血性腸炎について正しいものはどれか．2つ選べ．

a. 右側結腸に多い．
b. 血栓塞栓により発症する．
c. 血管内治療が第一選択である．
d. 症状は腹痛と血便が多い．
e. 狭窄により手術が必要になる場合がある．

問題 29

66歳の女性．上行結腸癌の診断で前医より紹介受診した．前医で行われた大腸内視鏡検査写真（図A）を示す．診察時，嘔吐を認めたため腹部CT撮影を行った．腹部造影CT写真（図B〜D）を示す．次に行うべき方針として正しいものはどれか．

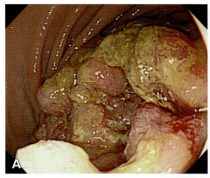
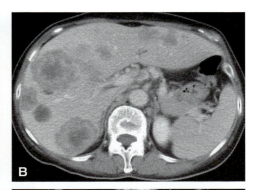
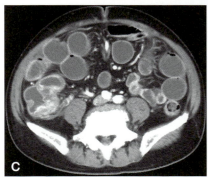
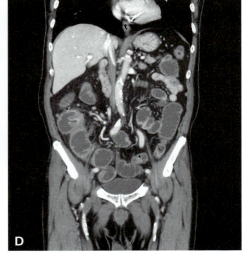

a. 右半結腸切除
b. 化学療法
c. S状結腸人工肛門
d. 肝切除
e. 下部イレウス管挿入

以下の大腸内視鏡写真（図A）と，注腸X線写真（図B，C）の所見として正しいものはどれか．2つ選べ．

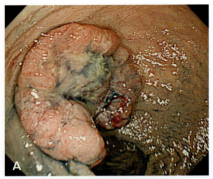

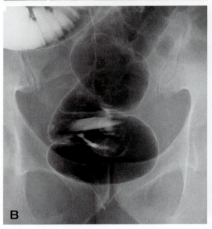
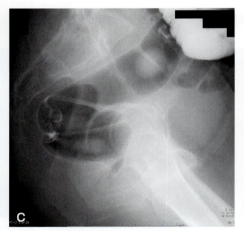

a. 肉眼分類は1型である．
b. 後壁病変である．
c. Rb直腸癌である．
d. 深達度SMを疑う．
e. 肛門温存は不可能である．

問題 31

29歳の男性．5か月ほど前から発熱と下痢を繰り返しており，3日前より下血が続いている．全身倦怠感，ふらつき，食思不振も認める．血液検査成績；白血球 12,300/μL, Hb 9.2 g/dL, 血小板 3.2万/μL, AST 32 U/L, ALT 79 U/L, 総ビリルビン 1.2 mg/dL, クレアチニン 0.9 mg/dL, 尿素窒素 22.9 mg/dL, CRP 7.2 mg/dL であった．大腸内視鏡検査写真（図A，B）を示す．この症例について正しいものはどれか．2つ選べ．

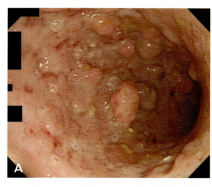
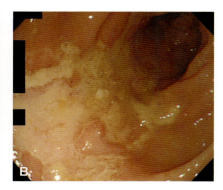

a. 原則として大腸全摘の適応である．
b. cobblestone appearance が特徴的である．
c. 輪状潰瘍を認める．
d. 非乾酪性類上皮細胞肉芽腫が特徴的である．
e. 常染色体優性遺伝である．

問題32 89歳の女性．要介護状態である．かなり以前より便秘と排便時の出血を認めているとのことで，訪問看護のスタッフが会陰を観察したところ，図の所見を認めたため来院した．誤っているものはどれか．2つ選べ．

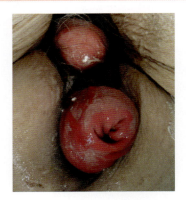

a. 嵌頓して緊急手術が必要となることが多い．
b. 骨盤臓器の脱出を合併している．
c. 随意肛門収縮圧が欠如している．
d. 便失禁にはなりにくい．
e. Thiersch法はメッシュで直腸を固定する術式である．

問題33 膵Langerhans島から分泌されるホルモンとして誤っているものはどれか．

a. グルカゴン
b. インスリン
c. ソマトスタチン
d. グレリン
e. セクレチン

問題34 肝内結石症について正しいものはどれか．2つ選べ．

a. コレステロール結石が原因となることが多い．
b. 欧米に多い疾患である．
c. 胆管癌のリスクになる．
d. 肝萎縮を伴う場合は肝切除を行う．
e. 肝外胆管には結石を認めない．

問題 35 膵癌の疫学について誤っているものはどれか．2つ選べ．

a. 膵癌の死亡者数は肝癌に次いで第5位である．
b. 慢性膵炎は危険因子である．
c. 遺伝性発癌は否定的である．
d. 喫煙は危険因子である．
e. 糖尿病患者での発生が多い．

問題 36 脾臓について正しいものはどれか．

a. 被膜は動脈に沿って内部に入りこみ赤脾髄を形成する．
b. 白脾髄はリンパ球の成熟の場である．
c. 胃脾間膜内に後胃大網動脈が存在する．
d. 転移性脾腫瘍は膵原発のことが多い．
e. 脾摘後重症感染症の原因は主にグラム陰性桿菌である．

問題 37 55歳の女性．1か月前より発熱とそれに伴う右季肋部痛を認めていた．改善しないため来院．精査で行った内視鏡的逆行性胆道膵管造影（ERCP）写真（図）を示す．この病態について正しいものはどれか．2つ選べ．

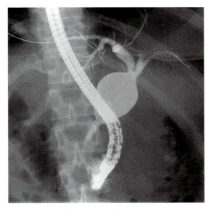

a. 十二指腸憩室が原因である．
b. 肝外胆管切除の適応である．
c. 経皮的胆道ドレナージを行う．
d. 先天性の疾患である．
e. 胆摘の必要はない．

問題 38 34歳の男性．感冒症状にて近くの医療機関を受診し，黄疸と肝機能障害を指摘された．また以前より上腹部の腫瘤を自覚していた．腹部造影CT写真(図A，B)を示す．治療について誤っているものはどれか．2つ選べ．

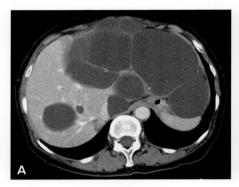
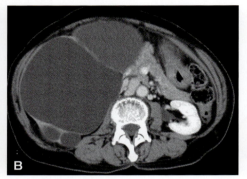

a. 硬化療法は再発が多い．
b. 症状がなければ原則経過観察である．
c. 腹腔鏡下開窓術は再発が少ない．
d. 肝切除の適応はない．
e. 肝移植が行われることもある．

問題 39 自己免疫性膵炎について誤っているものはどれか．

a. 中年男性に多い
b. duct penetration sign 陰性
c. 膵腫大
d. IgG4 高値
e. 他の自己免疫性疾患の合併

問題 40

35歳の男性．深夜に強い上腹部痛を発症し救急外来受診した．10年以上毎日ウイスキーを多量に飲酒していた．血圧 156/78 mmHg，脈拍 100 回/分，体温 38.1℃，呼吸数 22 回/分，血液検査：白血球 12,400/μL，Hb 11.1 g/dL，血小板 34 万/μL，総蛋白 7.0 g/dL，総ビリルビン 1.5 mg/dL，Ca 7.1 mg/dL，尿素窒素 28 mg/dL，クレアチニン 1.8 mg/dL，CRP 1.1 mg/dL．腹部造影 CT 写真（図 A，B）を示す．呈示されたデータ以外に重症度判定に必要な検査項目はどれか．2つ選べ．

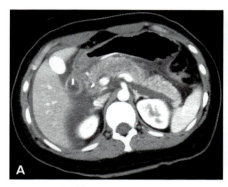
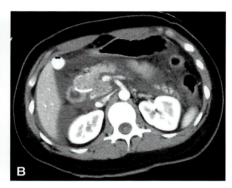

a. IgG4 抗体
b. CRP 値
c. 血清アミラーゼ値
d. 血液ガス所見
e. 血清リパーゼ値

問題 41

問題 40 の症例について，まず行うべき治療として正しいものはどれか．2つ選べ．

a. 細胞外液の大量輸液
b. 内視鏡的逆行性胆道膵管造影（ERCP）
c. 開腹ドレナージ
d. 持続的血液濾過透析
e. CT ガイド下穿刺吸引

問題 42 原発性硬化性胆管炎について誤っているものはどれか．2つ選べ．

a. 抗ミトコンドリア抗体が陽性である．
b. 胆管癌の合併が多い．
c. 炎症性腸疾患の合併が多い．
d. 胆管の数珠状拡張が特徴的である．
e. 肝移植は適応にならない．

問題 43 正しい組み合わせはどれか．2つ選べ．

a. RAS 増生 ── 胆嚢ポリープ
b. Courvoisier 徴候 ── 胆嚢癌
c. Lemmel 症候群 ── 十二指腸憩室
d. Mirizzi 症候群 ── 胆嚢内ガス像
e. Murphy 徴候 ── 急性胆嚢炎

問題 44 33歳の男性．検診の超音波検査で異常を指摘され来院．腹部造影 CT 写真（図 A，B）を示す．この疾患について正しいものはどれか．

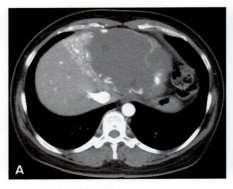
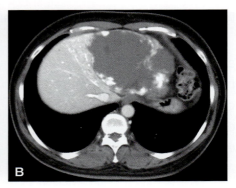

a. 大腸内視鏡を行う．
b. 血液凝固異常を検査する．
c. 肝切除の予定を立てる．
d. 海外渡航歴を聴取する．
e. 経皮的ドレナージを行う．

問題 45

77歳の男性．肝門部胆管癌に対して，拡大右葉切除を行った．術後7日目の血液検査にて白血球 14,300/μL，Hb 10.4 g/dL，アルブミン 3.0 g/dL，総ビリルビン 3.9 mg/dL，CRP 7.2 mg/dL，PT時間 21 秒であった．まず行うべき処置として正しいものはどれか．

a. 新鮮凍結血漿の投与
b. 抗菌薬の投与
c. 試験開腹
d. ステロイド投与
e. 超音波検査

問題 46

MEN1型に関連する腫瘍として誤っているものはどれか．

a. インスリノーマ
b. ガストリノーマ
c. プロラクチノーマ
d. 褐色細胞腫
e. 脂肪腫

問題 47

肝移植の適応として誤っているものはどれか．2つ選べ．

a. C型肝炎ウイルスによる肝硬変
b. 若年者の劇症肝炎
c. 最大径 8 cm の単発肝細胞癌
d. 先天性代謝性肝疾患
e. 肝障害度 B の肝硬変

問題 48

胆管細胞癌の危険因子として誤っているものはどれか．2つ選べ．

a. 先天性胆道拡張症
b. 肝細胞腺腫
c. 肝内結石症
d. ウイルス性肝炎
e. 大量飲酒

問題 49

誤っているものはどれか．2つ選べ．

a. 右冠動脈から洞房結節枝を分枝することは少ない．
b. 左冠動脈は左前下行枝と左回旋枝に分かれる．
c. 右冠動脈は房室溝を下方に走行し横隔膜面に達する．
d. 冠静脈洞は左房に開口する．
e. 大心臓静脈は前室間溝を上行し，冠静脈洞に流入する．

問題 50

誤っているものはどれか．2つ選べ．

a. 三尖弁は前尖，中隔尖，後尖からなる．
b. 僧帽弁輪に沿って右冠動脈が走行する．
c. 僧帽弁尖を保持する腱索の多くは直接左室壁より起始する．
d. 房室結節は，Kochの三角の頂点を通る．
e. 肺動脈弁は三尖からなる．

問題 51

正しいものはどれか．2つ選べ．

a. 先天性心疾患の中で最も頻度が高いのは，心房中隔欠損症である．
b. 心室中隔欠損症は自然閉鎖することも多い．
c. 動脈管開存は全先天性心疾患の5〜10％を占め，手術を要することがある．
d. 心奇形は，ほぼ全例治療対象となる．
e. 心房中隔欠損症は男性に多い．

問題 52

弁膜症に関して，正しいものはどれか．2つ選べ．

a. 大動脈弁狭窄症において，胸痛出現後の平均余命は5年とされている．
b. リウマチ熱罹患者の減少とともに，大動脈弁狭窄症は減少してきている．
c. わが国における僧帽弁狭窄症の新規発症は，減少してきている．
d. 急性僧帽弁閉鎖不全症の成因としては，退行性病変によるものが多い．
e. 機能的三尖弁閉鎖不全症の原因として，リウマチや感染性心内膜炎が挙げられる．

問題 53

56歳の男性．既往に高血圧，糖尿病あり．20歳から1日20本の喫煙歴がある．20年前に右冠動脈に対してカテーテル治療を行っている．労作時胸痛を主訴に循環器内科外来を受診し，その後心臓血管外科で冠動脈バイパス手術を行った．術後冠動脈CT写真（図A，B）を示す．使用されたグラフトおよびバイパスされた血管について正しいものはどれか．2つ選べ．

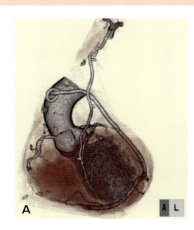
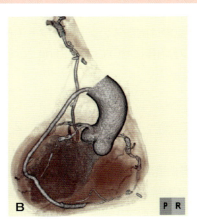

a. 橈骨動脈-左回旋枝
b. 右内胸動脈-対角枝
c. 左内胸動脈-左前下行枝
d. 大動脈-大伏在静脈-左回旋枝-右冠動脈
e. 大動脈-右胃大網動脈-対角枝-右冠動脈

問題 54

冠動脈バイパス術を考慮すべきものはどれか．2つ選べ．

a. 左前下行枝遠位部の1枝病変
b. 左冠動脈主幹部病変
c. 右冠動脈1枝病変
d. 左回旋枝の1枝病変
e. 3枝以上の多枝病変

問題 55

非解離性胸部大動脈瘤に関して，正しいものはどれか．2つ選べ．

a. 一般に紡錘状瘤のほうが嚢状瘤に比して破裂のリスクが高い．
b. 最大短径 50〜60 mm を超えると治療適応とされる．
c. 弓部大動脈瘤に対する外科治療は人工血管置換術が唯一の方法である．
d. 胸部下行大動脈瘤は胸部ステントグラフト治療のよい適応である．
e. ステントグラフト治療においては landing zone と頸部血管の位置関係は問題とならない．

問題 56

補助循環に関して，誤っているものはどれか．2つ選べ．

a. IABP は，心臓拡張期にバルーンを拡張，心臓収縮期直前に収縮させる．
b. 中等度以上の大動脈弁閉鎖不全症や大動脈解離では，IABP は原則禁忌である．
c. 急性心筋梗塞に伴う心室中隔穿孔や劇症型心筋炎は，PCPS の適応とはならない．
d. IABP や PCPS では ACT のモニタリングは不要である．
e. 近年，植え込み型補助人工心臓の使用が増加してきている．

問題 57

43歳の男性．糖尿病の既往あり．1か月ほど前から間欠的発熱を認めていた．かかりつけ医の外来を受診した際に心雑音を指摘され，精査を行った．経食道心臓超音波検査写真（図 A，B）を示す．血液培養からは *Streptococcus intermedius* が検出された．本疾患において急性期に手術適応となる病態として，誤っているものはどれか．2つ選べ．

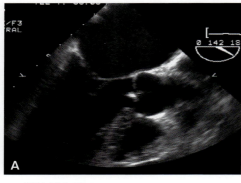
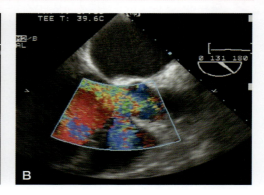

a. 難治性心不全
b. 抗菌薬無効例
c. 脳出血
d. 塞栓症
e. 疣贅の大きさが 5 mm

問題 58

65歳の男性．既往に高血圧あり，内服加療中であった．胸部X線検査で異常影を指摘され，CTを施行した．造影CT写真（図）を示す．胸部下行大動脈で最大短径58 mmであった．正しいものはどれか．2つ選べ．

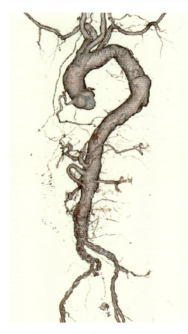

a. 動脈硬化は軽度である．
b. ステントグラフト治療の適応である．
c. 下行大動脈人工血管置換術が第一選択となる．
d. 弓部大動脈人工血管置換術が第一選択となる．
e. 術後対麻痺のリスクがある．

問題 59

腹部大動脈の一次分枝として，誤っているものはどれか．2つ選べ．

a. 腎動脈
b. 腕頭動脈
c. 腹腔動脈
d. 上腸間膜動脈
e. 胃十二指腸動脈

問題 60 末梢動脈疾患に関して，誤っているものはどれか．2つ選べ．

a. 閉塞性動脈硬化症は，60歳以上で有病率が高い．
b. 閉塞性動脈硬化症は，無症候性，間欠性跛行および重症下肢虚血に分類される．
c. わが国では，重症下肢虚血に占める透析患者の割合は比較的低い．
d. Buerger 病は，欧米地域に多く，アジア地域に少ない．
e. Buerger 病は男性に好発し，喫煙が危険因子である．

問題 61 閉塞性動脈硬化症に対して，血管内治療の適応とされやすい部位はどれか．2つ選べ．

a. 総大腿動脈
b. 浅大腿動脈
c. 上腕動脈
d. 後脛骨動脈
e. 総腸骨動脈

問題 62 間欠性跛行を主訴に来院した患者にまず行う検査として正しいものはどれか．2つ選べ．

a. 造影 CT
b. 心臓超音波検査
c. 呼吸機能検査
d. ABI
e. 足部皮膚灌流圧（SPP）検査

問題 63

72歳の男性．以前より腹部大動脈瘤を指摘されていたが，半年で1cm程度の拡大傾向を認めるため紹介となった．以前に腹部手術の既往がある．造影CT写真（図）を示す．動脈瘤最大短径 48 mm，瘤起始部から腎動脈分岐まで約 30 mm，両側総腸骨動脈の長さはそれぞれ 40 mm であった．正しいものはどれか．2つ選べ．

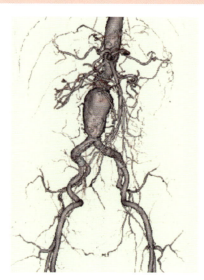

a. 腹部血管のバイパス術が必要である．
b. 経過観察でよい．
c. 内腸骨動脈塞栓術が必要である．
d. ステントグラフト治療を考慮する．
e. 瘤の中枢および末梢の血管径，性状の確認が重要である．

問題 64　65歳の男性．最近，右下肢の重苦しさを自覚しており来院した．右下腿の写真（図）を示す．治療方針決定に必要な情報として，誤っているものはどれか．

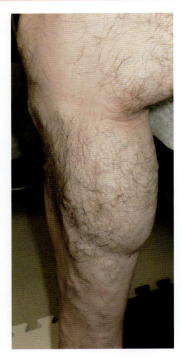

a. 深部静脈血栓（DVT）の有無
b. 肺塞栓症の有無
c. 下肢表在静脈逆流時間
d. 下肢表在静脈血管径
e. 下腿皮膚灌流圧（SPP）

問題 65

37歳の男性．自宅にて突然の呼吸困難，胸部違和感を自覚し救急搬送となった．身長189 cm，体重118 kg，脈拍108回/分，血圧122/85 mmHg．酸素10 Lリザーバーマスク投与下でSpO₂ 83%であった．胸部造影CT写真（図A，B）を示す．正しいものはどれか．

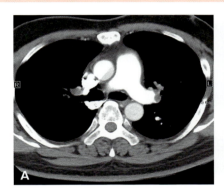
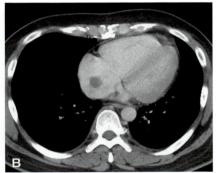

a. 直ちにPCPSを装着する．
b. ヘパリンの投与は禁忌である．
c. カテーテル治療の適応である．
d. IABPが有用である．
e. 緊急手術の適応である．

問題 66

気道の解剖について，正しい記述はどれか．2つ選べ．

a. 気管分岐部は，およそ第7胸椎の高さにある．
b. 気管支は肺静脈と伴走する．
c. 左下葉は4区域に分かれる．
d. 終末細気管支が分岐して呼吸細気管支となる．
e. 成人男性の気管の長さはおよそ6〜8 cmで，14〜16個の気管軟骨からできている．

問題 67 Ⅱ型呼吸不全（$PaO_2 \leq 60$ Torr，$PaCO_2 > 45$ Torr）となるのはどれか．2つ選べ．

a. 気道異物
b. 末梢型肺癌
c. COPD
d. 肺動静脈瘻
e. 肺血栓塞栓症

問題 68 気管支鏡について，正しいものはどれか．2つ選べ．

a. 気管支鏡検査は硬性鏡で行う．
b. 一般的な気管支鏡の外径は約 8 mm である．
c. 気管および気管支ステント挿入は軟性鏡でも挿入可能である．
d. 超音波気管支鏡ガイド下針生検で，#6 リンパ節（大動脈傍リンパ節）の穿刺はできない．
e. 気管支鏡検査は，常に吸引をかけながら行う．

問題 69 肺癌診療における PET-CT 検査について正しいものはどれか．2つ選べ．

a. 肺癌の術前検査として行うよう勧められる．
b. 脳，肝，尿路系の病変は検出が容易である．
c. 一般的にフルオロデオキシグルコースを投与して検査を行う．
d. PET-CT で集積を認めるリンパ節については転移ありと判断してよい．
e. 消化管への生理的集積は少ない．

肺分画症について，正しいものはどれか．2つ選べ．

a. 肺葉内分画症は上葉に存在することが多い．
b. 肺葉外分画症は正常肺と共通の胸膜で覆われている．
c. 肺葉内分画症は正常肺と共通の気管支系を有する．
d. 肺葉外分画症は奇静脈系へ灌流することが多い．
e. 肺葉外分画症も肺葉内分画症も体循環系からの異常血管を有する．

胸部造影 CT 写真（図）を示す．腫大しているリンパ節の番号について正しいものはどれか．2つ選べ．

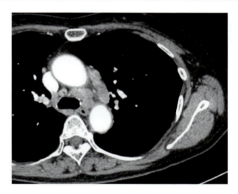

a. #3a（血管前リンパ節）
b. #4L（左下部気管傍リンパ節）
c. #5（大動脈下リンパ節）
d. #7（気管分岐下リンパ節）
e. #10（主気管支周囲リンパ節）

問題 72

22歳の男性．呼吸困難を主訴に来院した．血圧 118/70 mmHg，脈拍 102 回/分，整，呼吸数 24 回/分，体温 36.5℃，SpO₂ 95％（room air）．この患者に左第 7 肋間中腋窩線上から胸腔ドレーンを挿入した．黄色透明の排液を認めた．水封としたが，一気に 2,500 mL まで排液が認められた．ドレーン挿入 15 分後，呼吸困難の増悪を訴えた．血圧 128/78 mmHg，脈拍 130 回/分，呼吸数 30 回/分，SpO₂ 85％（酸素マスク 10 L 投与下）．直ちに気管内挿管を行った．来院時の胸部 X 線写真（図 A）と，気管内挿管後の胸部 X 線写真（図 B）を示す．この患者の病態として正しいものはどれか．

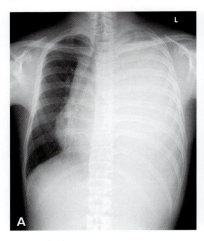
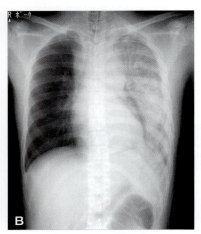

a. 肺塞栓
b. 心不全
c. 肺水腫
d. 肺損傷
e. 空気塞栓

問題 73

72歳の女性．検診で胸部X線異常陰影を指摘されて受診した．既往歴に特記すべきことはない．喫煙歴は20本/日を30年．20年前に禁煙した．バイタルサイン，血液検査所見に特記する異常なし．胸部CT画像で肺野に1.5 cm大の結節を認め，経気管支的肺生検を施行したところ，腺癌が検出され原発性肺癌と診断された．PET-CTで肺野の結節以外には集積を認めなかった．頭部MRIでは明らかな異常を認めなかった．心電図は異常なし．呼吸機能検査で明らかな閉塞性障害や拘束性障害を認めなかった．胸部CT写真(図)を示す．この患者に予定する手術として適切なものはどれか．

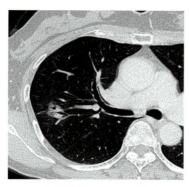

a. 右上葉切除，リンパ節郭清
b. 右中葉切除，リンパ節郭清
c. 右下葉切除，リンパ節郭清
d. 右S2区域切除，リンパ節郭清
e. 右S6区域切除，リンパ節郭清

問題 74

70歳の男性．左胸痛を主訴に受診した．1か月前から労作時呼吸困難が出現した．18歳から60歳まで建築業に従事していた．喫煙歴は30本/日を50年間．バイタルサイン，血液検査所見に特記する異常なし．胸部単純X線写真で左胸水貯留を認め，胸部CTで左胸水と胸膜の肥厚とびまん性多発結節を認めた．胸水細胞診でClass Vであり，胸腔鏡下に胸膜結節の生検を施行したところ，カルレチニン陽性の腫瘍細胞を認めた．この疾患について誤っているものはどれか．2つ選べ．

a. 職業と関連がある．
b. 胸水中のADA(アデノシンデアミナーゼ)が高値を示すことが多い．
c. 放射線感受性が高い．
d. 曝露から発症までの期間は30年以上といわれている．
e. 予後は不良である．

問題 75 65歳の男性．血痰を主訴に受診した．30年前に肺結核に罹患し，内服治療を行った既往がある．身長 175 cm，体重 60 kg．バイタルサインに特記する異常なし．血液検査所見：白血球 9,000/μL，Hb 13.5 g/dL，血小板 22.5万/μL，CRP 1.5 mg/dL．胸部単純CT写真(図)を示す．この疾患について誤っているものはどれか．

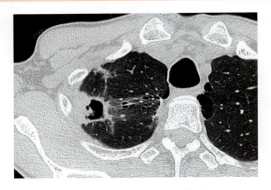

a. 直ちに抗結核薬の投与を開始する．
b. 抗真菌薬を投与する．
c. 特異的沈降抗体が診断に有用である．
d. 喀痰の抗酸菌検査を行う．
e. 喀痰の真菌検査を行う．

問題 76

30歳の男性．3か月前から徐々に増悪する労作時呼吸困難のため受診した．検診は受診したことはない．喫煙歴は 40 本/日を 15 年間．既往歴は特になし．バイタルサイン，血液検査所見に特記する異常なし．胸部単純 X 線写真（図）を示す．この疾患について正しいものはどれか．2つ選べ．

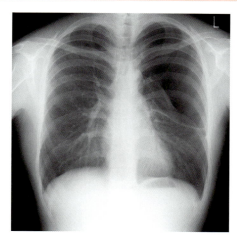

a. 胸腔ドレナージの適応である．
b. 両側性のことはまれである．
c. 喫煙歴と関連がある．
d. 呼吸機能改善のため，手術が勧められる．
e. 切除には肺葉切除が必要である．

問題 77

以下の用語の定義として誤っているものはどれか．2つ選べ．

a. 新生児：生後 1 歳未満
b. 幼児：生後 1〜6 歳
c. 早産：在胎週数 37 週未満の出産
d. 超低出生体重児：出生体重が 1,500 g 未満
e. SGA（small for gestational age）：児出生体重が 10 パーセンタイル未満

問題 78

小児の周術期管理について誤っているものはどれか．2つ選べ．

a. 体重 10 kg 男児の維持輸液量は 1,000 mL/日である．
b. 生後 3 か月未満の乳児ではシバリングによる熱産生は起こらない．
c. 肝におけるグリコーゲン貯蔵量が多く，高血糖を来しやすい．
d. 乳児の腎機能は未熟で，同量の溶質を排泄するためには成人の約 2 倍の水分が必要である．
e. プロポフォールによる全身麻酔管理は使用禁忌である．

問題 79

小児の気道疾患について誤っているものはどれか．

a. 声門直下の輪状軟骨部が最も広い．
b. 小児の先天性気道疾患の中で最も多いのは喉頭軟化症である．
c. 声門下腔狭窄症では先天性と後天性がある．
d. 気管狭窄症では狭窄部の気管に膜様部が存在しない．
e. 気管・気管支軟化症では壁が脆弱なために内腔が虚脱する．

問題 80

肥厚性幽門狭窄症の特徴として不適当なものはどれか．

a. 低 Cl 性代謝性アルカローシス
b. 生後 6 か月～2 歳での発症
c. 噴水状嘔吐
d. アトロピン療法
e. Ramstedt 手術

問題 81 以下の術式・手技のうち，腸回転異常症に対して行われるものはどれか．

a. ダイヤモンド吻合
b. Hutchinson 手技
c. Ramstedt 手術
d. Ladd 手術
e. Sistrunk 手術

問題 82 下記の組み合わせで誤っているものはどれか．

a. 神経芽腫 ―― *MYCN* 遺伝子
b. Wilms 腫瘍 ―― Beckwith-Wiedemann 症候群
c. 肝芽腫 ―― PRETEXT 分類
d. 横紋筋肉腫 ―― Altman 分類
e. リンパ管腫 ―― OK432（ピシバニール®）

問題 83 気道・消化管の異物について誤っているものはどれか．2つ選べ．

a. 気道異物は1歳児に最も多い．
b. 異物誤嚥で最も多いのはボタン電池である．
c. 異物誤飲で最も多いのは硬貨である．
d. 食道内にあるボタン電池は速やかに除去しなければならない．
e. たばこ誤飲に対して，親への懲罰的な意味を含めて胃洗浄を行う．

問題84

食道閉鎖症の患児の胸腹部単純X線写真（図）を示す．最も考えられる病型はどれか．

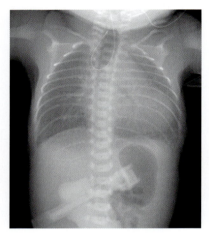

a. Gross A 型
b. Gross B 型
c. Gross C 型
d. Gross D 型
e. Gross E 型

問題 85 出生前の胎児エコーにて羊水過多と胃泡の拡張を指摘されていた．在胎週数 38 週 6 日，出生体重 2,790 g．Down 症様顔貌を認める．出生後 1 時間の単純 X 線写真（図）を示す．最も考えられる疾患はどれか．

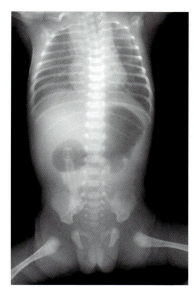

a. 食道閉鎖症
b. 先天性幽門狭窄症
c. 十二指腸閉鎖症
d. 回腸閉鎖症
e. 胆道拡張症

問題 86 小児の脾摘について誤っているものはどれか．

a. 原因は特発性血小板減少性紫斑病が最も多い．
b. 部分的脾動脈塞栓術は術後の腹腔内膿瘍に注意が必要である．
c. 遺伝性球状赤血球症では脾腫を伴うことが多い．
d. 肺炎球菌ワクチンの接種は術前に行う．
e. 5 歳未満では術後の予防的に抗菌薬を使用する．

問題87

出生時の患児の写真(図A, B)を示す．この症例について誤っているものはどれか．2つ選べ．

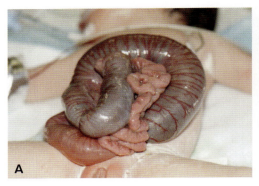
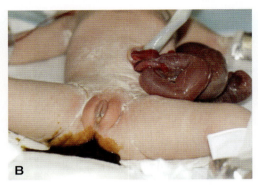

a. 合併奇形が多く予後不良である．
b. 出生前診断がついていることが多い．
c. 腸回転異常を合併することが多い．
d. 出生直後は脱出腸管を生食ガーゼで覆い乾燥を防ぐ．
e. 一期的に脱出臓器を還納できないことがある．

問題88

家族性乳癌について誤っているものはどれか．2つ選べ．

a. 関与する遺伝子として，BRCA1/BRCA2が見つかっている．
b. BRCA1/2はがん遺伝子である．
c. BRCA1変異陽性の乳癌にはホルモン受容体陰性のものが多い．
d. 卵巣癌の罹患リスクも高くなることが知られている．
e. 予防的乳房切除術には予後改善効果がある．

問題89

乳癌の危険因子でないものはどれか．

a. 高身長
b. 多産
c. 閉経後肥満
d. アルコール摂取
e. 早い初潮

問題 90 女性化乳房について誤っているものはどれか．2つ選べ．

a. 高齢者に多く思春期には少ない．
b. エストロゲン過剰が原因とされている．
c. 乳輪下に円盤状の結節として触れる．
d. 疼痛を伴うことはまれである．
e. 両側に比べ，片側に発症することが多い．

問題 91 乳癌術後のリンパ浮腫について誤っているものはどれか．2つ選べ．

a. 術側の腕を定期的にバンド圧迫することでリンパ液のうっ滞を予防することができる．
b. センチネルリンパ節生検のみでも生じることがある．
c. 術側の腕の虫さされや皮膚の損傷に気をつけるよう指導する．
d. 術後5年以上経過して重症化することはない．
e. 予防に体重管理が重要である．

問題 92 40歳の女性，右乳房のしこりを主訴に来院した．右の乳頭が左に比べて頭側にある．腫瘤を右乳房C領域に触れ，同部位の皮膚が陥凹している．正しいものはどれか．2つ選べ．

a. 乳頭の偏位を nipple retraction と呼び，悪性を示唆する徴候である．
b. 超音波検査を行う．
c. まず切除生検で確定診断をつける．
d. 皮膚の陥凹は良性を示唆する徴候である．
e. 腋窩リンパ節の触診は不要である．

48歳の女性．10年前に右乳癌の手術既往あり．術後経過観察のマンモグラフィで対側乳房に異常陰影指摘，超音波下の針生検で乳癌が検出された．その後行った画像検査写真（図）を示す．**誤っている**ものはどれか．

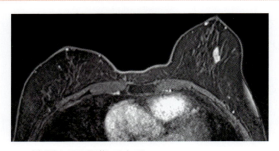

a. 造影MRI画像である．
b. 広範な乳管内進展を認める．
c. 遺伝カウンセリングを勧める．
d. 家族歴を聴取し直す．
e. 全摘術を考慮する．

38歳の男性．特に既往症はない．マラソン中に頭痛，発汗，激しい動悸を自覚し来院した．血圧196/144 mmHg，脈拍114回/分，呼吸数24回/分，SpO₂ 97%．血清アドレナリン値 2.43 ng/mL（基準値0.17以下），ノルアドレナリン値 4.48 ng/mL（基準値0.15〜0.57），尿メタネフリン 0.88 mg/日（基準値0.05〜0.20），ノルメタネフリン 0.98 mg/日（基準値0.1〜0.28）であった．造影腹部CT検査写真（図A）および¹²³I-MIBGシンチグラフィ検査写真（図B）を示す．この症例について正しいものはどれか．**2つ選べ**．

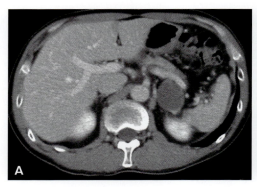
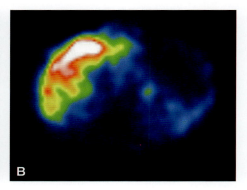

a. 遺伝子検査を勧める．
b. β遮断薬またはカルシウムチャネル遮断薬による血圧コントロールを行う．
c. 悪性の可能性が高い．
d. CTガイド下生検を行い組織診断をつける．
e. 頸部エコーを行う．

問題 95 甲状腺の断面像の超音波写真（図）を示す．各構造物の名称として誤っているものはどれか．2つ選べ．

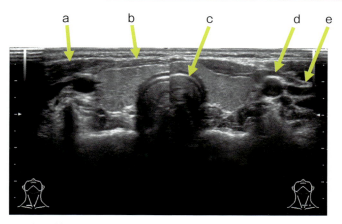

a. 前頸筋
b. 食道
c. 気管
d. 総頸動脈
e. 内頸静脈

問題 96 60歳の女性．2か月前から腰痛が出現し整形外科を受診．仙骨に腫瘍を指摘され，CTガイド下針生検にて甲状腺癌の骨転移が疑われた．免疫染色でTTF-1陽性，サイログロブリン陽性であった．頸部超音波では甲状腺に直径3cm大の腫瘍を認め，穿刺吸引細胞診では濾胞性腫瘍であった．適切な治療はどれか．2つ選べ．

a. Best supportive care
b. 甲状腺全摘術＋放射性ヨード内用療法
c. 全頸部照射
d. ビスホスホネート製剤
e. カルシウム製剤内服

問題 97 多発性内分泌腫瘍に含まれないものはどれか．

a. 褐色細胞腫
b. 甲状腺髄様癌
c. 甲状腺濾胞癌
d. 副甲状腺腫
e. 下垂体腫瘍

問題 98 誤っているものはどれか．2つ選べ．

a. 甲状腺乳頭癌の予後は比較的良好である．
b. 甲状腺髄様癌は甲状腺下極から発生する．
c. 甲状腺濾胞癌は穿刺吸引細胞診だけでは診断が困難である．
d. 副甲状腺腫は穿刺吸引細胞診が禁忌である．
e. MEN2B の診断に血中サイログロブリン値は重要である．

問題 99 多発外傷患者における治療優先順位として正しいものはどれか．

a. 呼吸 → 循環 → 頭蓋内圧制御 → 体温管理
b. 循環 → 呼吸 → 頭蓋内圧制御 → 体温管理
c. 頭蓋内圧制御 → 呼吸 → 循環 → 体温管理
d. 頭蓋内圧制御 → 循環 → 呼吸 → 体温管理
e. 循環 → 頭蓋内圧制御 → 呼吸 → 体温管理

問題 100 生命を脅かす中枢神経障害を示唆する所見として誤っているものはどれか．

a. GCS 8 点以下
b. 来院後 GCS が 2 点以上低下する
c. 瞳孔不同
d. 片麻痺
e. 血圧の低下

問題 101

64歳の女性．乗用車を運転中，左側から別の乗用車に衝突された．救助後当院に搬送された．救急隊接触時のバイタルサインは血圧 137/87 mmHg，脈拍 95 回/分，呼吸数 24 回/分，体温 35.8℃，SpO₂ 87%，RA（5 L/分で 96%）（room air）であった．診察時，左胸部の圧痛と左呼吸音の低下を認めた．胸部 X 線写真（図 A）と胸腹部造影 CT 写真（図 B，C）を示す．この患者に最初に行う治療として適切なものはどれか．2つ選べ．

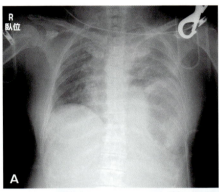
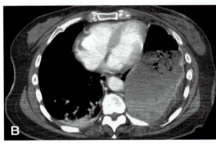
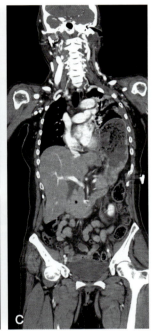

a. 胸腔ドレーン挿入
b. ステロイド投与
c. 開胸手術
d. IVR
e. 開腹手術

問題 102

30歳の女性．追突事故を起こし，運転席でハンドルに腹部を強く打ち付け救急車にて搬送された．来院時のバイタルは血圧 99/86 mmHg，脈拍 98 回/分，呼吸数 30 回/分，体温 36.6℃，SpO₂ 92％（room air），意識レベル JCS I-1，GCS E4 V5 M6 であった．腹部は全体に強い圧痛と反跳痛を認めた．血液検査成績は，白血球 15,600/μL，Hb 9.9 g/dL，血小板 25.4 万/μL，AST 66 U/L，ALT 34 U/L，LDH 395 U/L，ALP 117 U/L，γ-GTP 16 U/L，総ビリルビン 0.4 mg/dL，直接ビリルビン 0.1 mg/dL，尿素窒素 9 mg/dL，クレアチニン 0.83 mg/dL，Na 147 mEq/L，K 3.1 mEq/L，CRP 0.04 mg/dL であった．来院時の胸腹部造影 CT 写真（図 A〜C）を示す．治療方針として誤っているものはどれか．

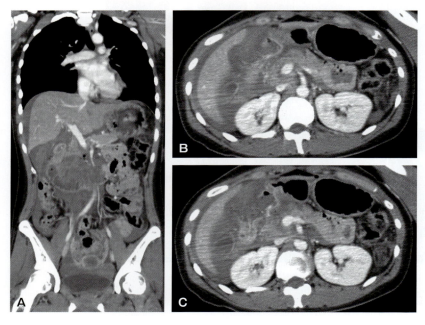

a．横行結腸穿孔の可能性がある．
b．膵頭十二指腸切除術の準備を行う．
c．膵臓損傷の可能性が高い．
d．十二指腸破裂には単純縫合の成績がよい．
e．減圧チューブ留置，腸瘻造設を検討する．

問題 103

68歳の女性．乗用車運転中，居眠り運転でガードレールに衝突した．シートベルトは着用しており，エアバッグは作動した．来院時のバイタルは血圧 103/67 mmHg，脈拍 84回/分，呼吸数 31回/分，SpO₂ 93%（room air），意識レベル JCS I-1，GCS E3 V4 M6．血液検査成績：白血球 9,600/μL，Hb 12.9 g/dL，血小板 23.9万/μL，アルブミン 4.0 g/dL，AST 30 U/L，ALT 17 U/L，LDH 367 U/L，総ビリルビン 0.3 mg/dL，尿素窒素 23 mg/dL，クレアチニン 0.88 mg/dL，Na 143 mEq/L，K 4.1 mEq/L，Cl 107 mEq/L，CRP 0.04 mg/dL．来院直後の腹部造影 CT 写真（図 A）を示す．来院時，やや興奮状態にあり腹部所見は十分に評価できなかった．救急外来で経過観察を行い，2時間後に再度診察すると右側腹部から下腹部にかけて中等度の圧痛を認めた．この時点で再度撮影した腹部造影 CT 写真（図 B）を示す．この症例の治療方針について正しいものはどれか．2つ選べ．

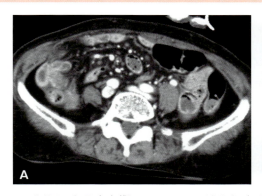
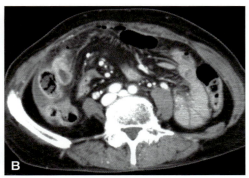

a. IVR による止血術についてコンサルトする．
b. 緊急手術の準備を行う．
c. 経過観察を継続する．
d. 人工肛門造設の可能性を説明する．
e. さらに 2 時間後に CT 撮影を行う．

問題 104

急性期 DIC 診断基準に含まれない項目はどれか．2つ選べ．

a. PT
b. aPTT
c. FDP
d. 血小板数
e. フィブリノゲン値

問題 105 術後せん妄について正しいものはどれか．

a. 全身麻酔後にのみ生じる．
b. 肥満は危険因子の1つである．
c. 脱水は誘発因子になりうる．
d. 多くは不可逆的である．
e. せん妄の有無は死亡率とは関連がない．

問題 106 輸血について誤っているものはどれか．

a. 赤血球濃厚液2単位中の含有ヘモグロビンは約60gである．
b. 体重60kgの患者に赤血球濃厚液を2単位投与すると約1.4g/dLのヘモグロビン値が上昇する．
c. 血小板数4万/μLの患者に対する待機的手術では血小板輸血を検討すべきである．
d. 新鮮凍結血漿は解凍後3日以内の投与が推奨されている．
e. 通常の赤血球輸血では輸血製剤に放射線照射を行っている．

問題 107 静脈麻酔薬について正しいものはどれか．

a. プロポフォールは乳製品アレルギーの患者には使用することができない．
b. プロポフォール注入症候群では低カリウム血症を呈する．
c. プロポフォールを一定速度で長時間持続投与すると，血中濃度は徐々に上昇する．
d. ケタミンはオピオイドに拮抗する．
e. ケタミンには健忘作用はない．

問題 108

オピオイドについて正しいものはどれか.

a. ケタミンはフェンタニルより呼吸抑制が少ない.
b. フェンタニルは筋強直を起こさない.
c. レミフェンタニルは硬膜外麻酔としても有用である.
d. レミフェンタニルは主に肝臓で代謝される.
e. オピオイドはフルマゼニルで拮抗できる.

問題 109

23歳の男性. 急性虫垂炎に対して腹腔鏡下虫垂切除術が予定された. プロポフォール, レミフェンタニル, ロクロニウムで麻酔導入後, セボフルランとレミフェンタニルで麻酔維持された. 手術開始後から体温が上昇し, 40℃を超えた. モニターでは呼気終末二酸化炭素分圧の上昇, 心室性不整脈を認め, 動脈血ガス分析を行ったところ混合性アシドーシスを認めた. この疾患やその治療に関して正しいものはどれか. 2つ選べ.

a. 過換気を避ける.
b. 体温は 38℃ になるまで冷却すればよい.
c. アシドーシスの補正に対する炭酸水素ナトリウムの投与は推奨されない.
d. 不整脈の治療の第一選択はリドカインである.
e. ダントロレンを使用しても死亡率は 50% を超える.

問題 110

会社員 A は路上で中年男性が突然倒れるのを目撃した. 周囲の安全を確かめてから男性に近寄り, 呼びかけたが反応がない. 近くにいた人に救急車の要請と AED を持ってくることを指示した. 男性はあえぐような呼吸をしており, 10 秒ほど頸部左側を触ったが脈拍はうまく触知できなかった. 会社員 A が次にとるべき行動はどれか.

a. 頭部後屈-顎先挙上法で気道確保する.
b. 胸骨圧迫を開始する.
c. 右側の頸動脈の触知を試みる.
d. AED の到着まで安静にして状態を観察する.
e. フェイスマスクを持っている人を探す.

解答と解説

正解　c　　　　　　　　　　　　　　　　　　　　　　　　　難易度★★

解説　画像検査より特発性食道破裂を疑う．食道破裂の好発部位は下部食道の左側であり，設問のように左側に液体貯留を認めることが多い．内視鏡検査は食道の破裂部を広げる可能性があり安易に行うべきではない．造影や胸腔ドレナージにより診断をつけることが先決である．バイタルはショック状態を呈しており，敗血症性ショックの状態が考えられる．カテコラミンの投与は必要である．緊急手術になる可能性は高く，すぐに準備すべきである．

正解　c　　　　　　　　　　　　　　　　　　　　　　　　　難易度★★★

解説　食道癌による狭窄症状を認めている．CT画像では左主気管支に接するように食道壁の肥厚を認めておりステント挿入により強引に拡張すると気管支を閉塞する危険がある．現時点では適応にならない．食道バイパスや胃瘻造設などは栄養管理の面から考慮すべき処置である．また，気管浸潤の可能性もあり初回治療は手術よりも化学療法，または化学放射線療法が適切であろう．

正解　b, d　　　　　　　　　　　　　　　　　　　　　　　　難易度★★★★

解説　画像は明らかに進行食道癌の所見である．切歯列から25 cmとは，胸部食道の領域である．少なくともT3以深はありそうである．通常術前化学療法後に手術を行うことになるが，原則として食道亜全摘，胃管再建が標準的であり，胸管は合併切除すべきである．左胃動脈は通常リンパ節郭清のため切離されるが，胃管作成において，右胃動脈は左胃大網動脈とともに温存すべき重要な動脈である．気管支動脈は温存することも可能だが，通常右側は切離されることが多い．迷走神経は肺や心臓への枝が分岐した末梢で切離する．

正解　a, b　　　　　　　　　　　　　　　　　　　　　　　　難易度★★★

解説　食道の筋層は上部は横紋筋であり，徐々に平滑筋に移行する．全長は25 cm程度である．胸骨上縁が頸部食道と胸部食道の境界線であり，異所性胃粘膜は頸部食道にもしばしばみられる．粘膜筋板が欠如しているのは咽頭や喉頭であり，食道では存在する．

問題5 正解 **c, d** 　難易度★★

解説　胃管の挙上性のほうが優れている．胃管内血流は主に左胃大網動脈，右胃動脈から得られる．胃管と頸部血管との静脈吻合は血流を改善し有効である．幽門形成の有効性は必ずしも証明されていない．

問題6 正解 **b, d** 　難易度★★★★

解説　食道胃接合部癌の発生母地はBarrett上皮，食道噴門腺，固有腺，異所性胃粘膜などが考えられ，鑑別できないことが多いが，胃粘膜から発生する腺癌の食道浸潤が最も多いと考えられる．逆流性食道炎などの所見により修飾されていることが多く，早期診断は容易でない．積極的な生検診断が必要である．咽喉頭の扁平上皮癌との重複が多いのは同じ危険因子を有する食道扁平上皮癌である．下部食道では組織学的に粘膜筋板の二重化を認め，深達度診断に注意が必要である．傍大動脈リンパ節の予防的郭清に関しては明確なエビデンスはなく日常診療としては郭清範囲外である．

問題7 正解 **c, d** 　難易度★

解説　胃十二指腸動脈は膵頭部や十二指腸，肝臓への重要な血流路であり切離してはならない．幽門側切除では後胃動脈は温存する．

問題8 正解 **b, c** 　難易度★★★★

解説　胃癌は大きく一般型と特殊型に分類され，一般型はさらに分化型と未分化型に分類される．低分化腺癌，印環細胞癌，粘液癌は未分化型である．高分化，中分化腺癌および乳頭腺癌は分化型である．なお，未分化癌は特殊型に分類される腫瘍であり，未分化型と未分化癌は別物である．

問題9 正解 **d** 　難易度★★

解説　主細胞からペプシノゲン，副細胞は粘液産生，前庭部のG細胞からはガストリンが分泌される．グレリンは食欲に影響するホルモンで，主に胃底部から多く産生されるといわれている．セクレチンは小腸粘膜から分泌される．

問題 10　正解　e　　難易度★★★

解説　適応拡大病変の基準を問う問題である．胃ESDは基本的に「2 cm以下，T1a，分化型，UL(−)」が絶対適応であるが，臨床研究の位置づけで，適応拡大病変が定められている(→『第1集増補版』p 24 表1-2参照)．T1bの中でもSM浸潤距離が500 µm以内のものは分化型で3 cm以下であれば許容される．またUL(+)の場合，未分化型(por1, por2, sig, muc)の成分が含まれていても分化型優位で3 cm以下，T1aであれば適応拡大治癒切除に含まれる．

問題 11　正解　c　　難易度★★

解説　粘膜下腫瘍に対する手術は原則として悪性が疑われるものが対象である(→『第1集増補版』p 28 図1-13参照)．異所性膵を疑う病変に対して手術を行ってはならない．増大傾向，潰瘍形成，辺縁不整，内部の壊死・出血の所見などが悪性を示唆する所見であり，手術を検討すべきである．生検でGISTが認められれば大きさが小さくても手術適応である．

問題 12　正解　c, d　　難易度★★★★

解説　前庭部大彎に広がる浅い陥凹性病変である．陥凹境界が明瞭で未分化型の早期胃癌を疑う所見である．このような境界明瞭で一段粘膜面が低くなっている状態を蚕食像(蚕にかじられた葉のような状態)という．また陥凹面内部の結節は胃粘膜の再生が行われている所見で，再生結節といわれる．巨大皺襞の所見はない．また，異型血管の増生とは，主に狭帯域光観察(narrow band imaging；NBI)などの特殊な条件での拡大観察における所見であり，設問の画像から読み取ることはできない．

問題 13　正解　b　　難易度★★

解説　内視鏡所見は噴門部の胃癌であり，手術を行うとすれば胃全摘になる．腹膜播種などの非治癒因子がある場合に胃全摘を行うメリットは少ない．狭窄や出血の症状がなければ原発巣の切除は行わず速やかに化学療法を開始するべきである．噴門部の病変に対しては胃空腸バイパスはあまり意味がない．放射線治療は一般的ではない．

問題 14　正解　d, e　　難易度★★★★

解説　胃NET(neuroendocrine tumor)を疑う臨床所見，病理所見である．NETは以前からカルチノイドという呼称があったが，2010年よりWHOの病理組織学的分類が改訂

され消化管神経内分泌腫瘍(GE-NET)として疾患概念が整理された．胃NETは萎縮性胃炎(A型胃炎)に伴ってenterochromaffin-like cell(ECL細胞)が増殖する疾患である．血中のガストリン測定，クロモグラニンA，内因子抗体の測定は重要な診断補助になる．その他の選択肢は関連がない．

正解 a, e　　難易度★★★

解説　内視鏡にて虫体が粘膜に穿入している所見を認める．アニサキス症である．サバなどの魚介類の生食によって発症するため，欧米よりも生魚を食するわが国に圧倒的に多い疾患である．加熱や冷凍処理によって感染性は失われる．食後数時間以内に上腹部の激痛，悪心，嘔吐で発症する．これを劇症型胃アニサキス症といい，重症化することはなく自然軽快する．問診と臨床症状から劇症型胃アニサキス症が疑われる場合は，内視鏡鉗子で虫体を摘出することもある．まれに，胃以外に小腸や腸管外にアニサキスが穿入して発症する場合もある．

正解 b, d　　難易度★

解説　ファーストラインは，5-FU系(TS-1，カペシタビン)とプラチナ製剤(シスプラチン，オキサリプラチン)の併用である．セカンドラインとしてパクリタキセルやイリノテカンが検討されることが多い．使用しやすいのはパクリタキセルである．Her2蛋白が陽性の場合はトラスツズマブを併用する．

問題17　正解 b　　難易度★★★

解説　十二指腸の解剖学的区分は，上部または球部(第一部)，下行部(第二部)，水平部(第三部)，上行部(第四部)の4つに分けられている．下行部にはVater乳頭(大十二指腸乳頭)，副膵管小十二指腸乳頭が開口する．Brunner腺は球部に発生することが多く，肛門側では減少する．特に乳頭部より肛門側で顕著に減少する．上腸間膜動脈症候群は十二指腸水平脚が前方の上腸間膜動脈と後方の大動脈または脊椎によって圧迫され閉塞する病態を指す．十二指腸憩室の多くは下行部に存在する．痩せた女性に発症しやすく，特に栄養障害などで高度のるいそう状態で発症することが多い．十二指腸傍乳頭部の憩室に食物残渣などが入り込むことで胆管を圧迫し胆管炎や膵炎を発症する病態はLemmel症候群である．Mirizzi症候群は胆石が胆嚢頸部に嵌頓し，胆嚢管の炎症が総肝管を圧迫して閉塞性黄疸を生じる特殊な胆管炎を指す．

正解 b, c

難易度★

解説 下腸間膜動脈は，左結腸動脈，S状結腸動脈，上直腸動脈を分枝する．上腸間膜動脈は回結腸動脈，右結腸動脈，中結腸動脈を分枝し，内腸骨動脈から中直腸動脈，下直腸動脈が分枝するとされている．

正解 a, b

難易度★★

解説 下腹神経（交感神経系）は射精を，骨盤内臓神経（副交感神経系）は勃起・排尿を支配している．逆行性射精は内尿道括約筋の閉鎖不全によって精液が膀胱内に排出される状態である．内尿道括約筋の閉鎖を支配する骨盤神経叢（交感神経＋副交感神経）の損傷により生じる．

正解 d

難易度★★

解説 家族性大腸腺腫症（familial adenomatous polyposis；FAP）は大腸粘膜に100個以上の腺腫を発症する常染色体優性遺伝性の疾患である．*APC*遺伝子の異常が原因とされている．予防的に大腸切除を行うが，手術前に大腸外随伴病変の有無をチェックしておくべきである．腹腔内のデスモイド腫瘍や胃・十二指腸の腺腫や癌の併存が多い．そのほか甲状腺，脳腫瘍，副腎腫瘍，肝芽腫などの随伴病変が知られている．肺腺癌との関連は低い．

正解 d, e

難易度★★

解説 Cronkhite-Canada症候群は非遺伝性の大腸ポリポーシスを来す．希少疾患であるが大腸癌・胃癌のリスクとなりうる．大腸癌の危険因子は糖尿病，低残渣食，赤身の肉，加工肉，アルコール，喫煙などが挙げられる．牛乳，繊維食，運動は予防因子とされている．塩分はリスクではない．芳香族アミン類は膀胱癌の危険因子である．

正解 a, d

難易度★

解説 Crohn病における手術適応は，狭窄や瘻孔形成に対するものがメインである．長期の経過において手術を繰り返すことも多く，腸管の切除はできる限り小範囲にとどめるべきである．小さな潰瘍やアフタは残存しても再手術率に影響はないとされている．癌化のリスクは潰瘍性大腸炎のほうが高い．痔瘻は難治性であり，単純な瘻孔の開放（lay open）よりもSeton法が有効である．

問題23 正解 a, b 難易度★★

解説 colitic cancer は長期の慢性炎症を母地に発生した癌であり，潰瘍性大腸炎，Crohn 病，腸結核などが基礎疾患になりうるが，そのほとんどは潰瘍性大腸炎であり，大腸全摘の適応となる．中毒性巨大結腸は 6 cm 以上の拡張のことである．Crohn 病における手術適応には絶対的手術適応と相対的手術適応があり，内科的治療に抵抗する壊疽性膿皮症，小児の成長障害などは相対的適応になる（**表 1** 参照）．回腸嚢肛門吻合では直腸粘膜をすべて切除するため癌化リスクは解消されるが肛門機能に障害を来す．難治性瘻孔は癌化のリスクが高く切除の対象となる．肛門管の粘膜が残るのは，回腸嚢肛門"管"吻合である．

表 1 Crohn 病の手術適応

絶対的手術適応
①穿孔・出血・中毒性巨大結腸症
②重症型，劇症型で強力な内科治療が無効な例
③大腸癌および high-grade dysplasia の発生例

相対的手術適応
①内科的治療の難治例・副作用により治療困難な例
②狭窄，瘻孔
③腸管外合併症：壊疽性膿皮症，小児の成長障害など
④ low-grade dysplasia，癌の可能性が疑われる病変

問題24 正解 b, d 難易度★★

解説 オキサリプラチンの末梢神経障害は有名な副作用であり必ず知っておくべきである．そのほか，アレルギー反応の割合が高い，長期投与で類洞損傷を特徴とする肝障害（blue liver）を引き起こすなどが知られている．イリノテカンは投与 24 時間以内に起こるコリン作動性の早発型下痢と代謝産物（SB-38）の排泄遅延による遅発型下痢の両方がある．TS-1 は色素沈着，粘膜障害，流涙などが特徴的である．

問題25 正解 b, d 難易度★★

解説 大腸癌は 2014 年の悪性腫瘍による死亡者数において男性は 3 位，女性は 1 位，全体で 2 位である．罹患数では 2012 年統計で男性では胃癌に次いで 2 位，女性では乳癌に次いで 2 位であった．検診は免疫学的便潜血検査が一般的である．

問題26　正解 b, c　　難易度★★★

解説　膵・消化管神経内分泌腫瘍はホルモン産生による症状（カルチノイド症候群）を起こす可能性が肺由来の神経内分泌腫瘍（NET）などに比べて高い．大腸の中では直腸＞右側結腸＞左側結腸の順に発生頻度が高い．核分裂像とKi-67指数の組み合わせによってNET G1, NET G2, NECの3段階に分類される．治療は外科的切除が行われるが10 mm以下の生物学的悪性度の低いものには内視鏡的切除（ESD）が行われる．細胞殺傷性の抗がん剤やスニチニブのような分子標的薬に加えてソマトスタチンアナログが有効である場合が多い．

問題27　正解 a, b　　難易度★★

解説　クリーブランドクリニックの原則が有名である．①臍より低い位置が原則だが，腹壁や本人のケアの得手不得手でこの限りではない，②腹直筋を貫くことでストマ脇からの腸管脱出（ヘルニア）の発生が減少する，③腹壁の頂点であると視認しやすいが，肥満患者では視認できない場合もあるので坐位や臥位をとってもらい頂点でよいか視認する，④皮膚のしわや骨にパウチの面板が接触すると剥がれたり漏れたりするので十分に距離が取れる位置が理想である．ただし，体格が小さい患者では困難な場合もある．⑤ADLが低い患者では家族や施設職員がケアすることもあるが基本はセルフケア可能な位置に計画する．

問題28　正解 d, e　　難易度★

解説　虚血性腸炎は便秘や動脈硬化をベースに発症することが多い．上腸間膜動脈と下腸間膜動脈の血流が切り替わる下行結腸，S状結腸に発症しやすいとされている．腹痛，血便で発症し，多くは数日間の補液で改善する．まれに虚血部が狭窄したり，腸管壊死に陥り手術が必要になることがある．

問題29　正解 a　　難易度★★

解説　前医の内視鏡検査では全周性の結腸癌を認めており，CT画像では回盲部付近に造影効果を伴う壁肥厚を認める．小腸の拡張が目立ち，閉塞性大腸癌になりかかっている．イレウス症状があれば，イレウス管挿入や緊急手術により減圧すべきである．化学療法や肝切除を優先的に行う必要はない．閉塞起点は盲腸付近であり，下部イレウス管の挿入は困難である．またS状結腸の人工肛門では減圧不能である．

問題 30　正解　b, c　　難易度★

解説　内視鏡，注腸X線ともに肉眼的に典型的な大腸癌の形態を示している．境界明瞭な周堤隆起を有する潰瘍性病変であり，2型である．病変の位置は第2 Houston 弁上にあり，Rbと診断される．病変の大きさ，周堤の盛り上がりから，少なくともMP浸潤はありそうである．下部直腸ではあるが肛門縁からの距離は保たれており，肛門温存手術を念頭に手術の計画を立てるのが一般的であろう．

問題 31　正解　b, d　　難易度★★

解説　臨床像，および内視鏡画像所見から，Crohn病を疑う．内視鏡所見では敷石像（cobblestone appearance）や縦走潰瘍が特徴的である．組織学的には粘膜下層での炎症が強く，非乾酪性類上皮細胞肉芽腫を認める．家族内発生も認めるが，特定の原因遺伝子は発見されていない．輪状潰瘍は腸結核の所見である．そのほか，虚血性腸炎においても縦走潰瘍を認めることがある．予防的に大腸全摘術を行うのは，家族性大腸腺腫症（FAP）である．

問題 32　正解　a, d　　難易度★★★

解説　直腸脱の症例である．設問の写真では子宮脱も合併している．この状態では肛門括約筋の収縮は低下しており，随意肛門圧は欠如していることが多い．そのため便失禁が主な症状である．尿失禁も併存することが多い．Thiersch法は人工繊維などを肛門周囲にリング状に留置して肛門を輪状に狭小化する方法である．嵌頓で緊急手術になることはあまりない．

問題 33　正解　e　　難易度★★

解説　Langerhans島にあるA細胞からグルカゴン，B細胞からインスリン，D細胞からソマトスタチンが分泌される．また少量であるがA細胞に類似した細胞からグレリンも分泌される．セクレチンは十二指腸から分泌される．

問題 34　正解　c, d　　難易度★★★

解説　肝内胆管に結石ができる状態を肝内結石症という．多くは肝外にも結石を伴う．難治性で再発も多い．原因ははっきりしない部分も多いが人種，生活環境，胆道感染，HTLV-1感染などが指摘されている．結石はほとんどがビリルビンカルシウム結石であ

る．東南アジアに多く欧米ではそれほど多くない．同時性または異時性に約10%に胆道癌の発生があり，要注意である．特に肝萎縮を伴う症例，肝内胆管が著明に拡張・狭窄している症例は肝切除の適応になる．

正解　a, c　　　　　　　　　　　　　　　　　　　　　　　　　　　　難易度★★★

解説　2014年の統計で，膵癌の死亡者数は肝癌を抜いて第4位になっている．危険因子は慢性膵炎，糖尿病，喫煙などが挙げられる．最近，早期発見を目的とした膵癌の遺伝子の研究，家族性膵癌の登録制度などが注目されている．

正解　b　　　　　　　　　　　　　　　　　　　　　　　　　　　　　難易度★★★

解説　脾臓の被膜は動脈に沿って内部に入り込み脾柱を形成し，さらに実質内で網目状の構造となる．その間隙を白脾髄，赤脾髄が埋めている．白脾髄はリンパ球や形質細胞の成熟の場であり，免疫に関与する．赤脾髄は血液の濾過機能を有し，不要な血球を除去する．胃脾間膜内には主に短胃動静脈が存在し，胃全摘や脾摘の場合には注意深く結紮切離していく必要がある．後胃動脈は脾動脈から分岐するが，発生学的には胃の腹側胃間膜に存在する血管と考えられる．転移性脾腫瘍の原発は卵巣癌が約半数，悪性黒色腫が約3割を占め，そのほか大腸癌，胃癌の順で多いとされている．脾摘後の重症感染症の起炎菌は約8割が肺炎球菌である．致命的となることもあり，脾摘後はワクチン接種が重要である．そのほか，髄膜炎菌，大腸菌，黄色ブドウ球菌，緑膿菌，インフルエンザ桿菌などの報告例もある．

正解　b, d　　　　　　　　　　　　　　　　　　　　　　　　　　　　難易度★

解説　先天性胆道拡張症を合併した膵・胆管合流異常が疑われる．成人の膵・胆管合流異常における胆道癌発生率は，設問のような拡張型では胆嚢癌13%，胆管癌7%であり，非拡張型では胆嚢癌37%，胆管癌3%である．どちらの型においても予防的胆摘は必要であり，さらに拡張型では胆管癌の発生がやや多いため，拡張胆管は切除し，胆管空腸吻合を行う必要がある．非拡張型においては胆管切除の必要性に関しては結論が出ていない．

正解　c, d　　　　　　　　　　　　　　　　　　　　　　　　　　　　難易度★★

解説　肝囊胞の手術適応は，有症状の場合，悪性腫瘍が疑われる場合などがある．症状がなければ，基本的には経過観察を行う．本症例はGigot分類のⅡ型であり，治療としては硬化療法，開窓術などが施行される．まとまった報告は少なく成績は不明な部分も多い

が，20〜70％程度の再発が認められ，手術後の腹水貯留，出血，胆汁漏などの合併症もありうることから，手術には十分なインフォームドコンセントが必要である．重症例には肝切除，肝移植も検討すべきである．

問題 39　正解 b　難易度 ★★★

解説 duct penetration sign は腫瘤形成性膵炎や自己免疫性膵炎などで認められる所見で，主膵管が腫瘍内を貫通している状態を指す．それ以外の選択肢は正しい．

問題 40　正解 b, d　難易度 ★★

解説 アミラーゼ値やリパーゼ値は診断には役立つが重症度判定に必要な予後因子ではない．IgG4 は自己免疫性膵炎の診断に有用な検査である．なお，設問では造影 CT 画像所見で膵臓の腫大，周囲の腹水貯留，2 つの区域にわたる造影不良域を認め，重症急性膵炎と診断される．

問題 41　正解 a, d　難易度 ★

解説 急性膵炎の治療で有効性が確立しているものは大量輸液である．循環動態が安定しない場合には持続的血液透析が行われることも多い．胆石性膵炎で，胆道閉塞があればERCP による砕石を行う．また感染性が疑われる場合には手術も検討すべきであるが現時点では選択されない．

問題 42　正解 a, e　難易度 ★★★

解説 原発性硬化性胆管炎は自己免疫的な機序による胆管の線維性狭窄が特徴的である．胆道造影においては「数珠状の拡張」や「帯状の狭窄」などと表現される．根治のためには肝移植以外になく，適応になりうる．また 30〜60％ に炎症性腸疾患，10％ 程度に胆管癌を合併する．抗ミトコンドリア抗体は原発性胆汁性肝硬変に特徴的な所見である．

問題 43　正解 c, e　難易度 ★★★★

解説 RAS 増生は胆囊腺筋症の所見，Courvoisier 徴候は中下部胆管癌や Vater 乳頭部癌などの悪性腫瘍により緊満した胆囊が触知される所見，Lemmel 症候群は十二指腸憩室が総胆管を圧排し閉塞性黄疸を来す病態，Mirizzi 症候群は胆囊頸部や胆囊管に嵌頓した結

石が総胆管を圧迫したり瘻孔形成を来す病態．Murphy 徴候は急性胆囊炎患者の右季肋部を圧迫すると痛みで呼吸が止まる所見のことである．

正解　b　難易度★★

解説　肝血管腫の症例である．CT では通常動脈相で辺縁から濃染され，静脈相で内部の造影効果が持続するのが特徴である．しかし設問のように巨大な血管腫の場合内部の造影が十分でないことが多い．巨大血管腫では凝固因子や血小板が消費され凝固異常が併存する場合があり，その際には肝切除の適応となる（小児に多く Kasabach-Merritt 症候群と呼ばれる）が，基本的には良性腫瘍であり経過観察でよい．海外渡航歴や性行為感染症を疑うのはアメーバ肝膿瘍であり，本疾患とは異なる．ドレナージの必要もない．大腸癌肝転移を疑って大腸内視鏡を行ってもよいが典型像とはいえず，第一に血管腫を考えるべきである．

正解　e　難易度★

解説　ISGLS（International Study Group of Liver Surgery）による術後肝不全の定義「術後 5 日目以降の総ビリルビン上昇，プロトロンビン時間延長」にあてはまる．速やかに原因を検索する必要がある．まず最初に超音波検査を行い，肝内胆管の拡張や残肝血流の確認を行うことが重要である．

正解　d　難易度★★★

解説　剖検例の検討では MEN1 型患者の多くに膵 NET が認められる．ガストリノーマ，インスリノーマ，非機能性腫瘍が多い．まれにグルカゴノーマ，ソマトスタチノーマ，VIP 産生腫瘍もありうる．また，膵 NET 以外には，副甲状腺腫瘍，下垂体腫瘍（プロラクチノーマ，GH 産生腫瘍，ACTH 産生腫瘍），副腎皮質腫瘍，脂肪腫，顔面血管腫なども認める．褐色細胞腫は MEN2 型に合併する腫瘍である．

正解　c, e　難易度★★

解説　8 cm 以上の肝細胞癌はミラノ基準外である．取扱い規約上の肝障害度は C が適応となる．C 型肝炎ウイルスに起因する肝硬変は頻度の高い適応となっているが，ウイルス性肝炎の再発も多い．

正解 b, e　　　　　　　　　　　　　　　　　　　　　　　　難易度★★★

解説　肝内胆管癌（胆管細胞癌）は原発性肝癌の約5〜10%を占める．男性に多く発生する．危険因子として，原発性硬化性胆管炎，総胆管囊胞，寄生虫（肝吸虫など），先天性胆道拡張症，肝内結石症，ウイルス性肝炎（C型肝炎）が挙げられる．肝細胞腺腫はまれに悪性化するが胆管細胞癌との関連はない．飲酒もあまり関連がないとされている．

正解 a, d　　　　　　　　　　　　　　　　　　　　　　　　難易度★★

解説　右冠動脈から洞房結節枝を分枝することが多い．冠静脈洞は右房に開口する．b, c, eの選択肢は正しい．

正解 b, c　　　　　　　　　　　　　　　　　　　　　　　　難易度★★★★

解説　三尖弁は前尖，中隔尖，後尖からなる．僧帽弁輪に沿って走行するのは左冠動脈回旋枝であり，手術の際には注意を要する．僧帽弁尖を保持する腱索の多くは乳頭筋より起始し，これと弁尖および弁輪をあわせて Mitral complex と呼ぶ．房室結節は，Todaro 索，冠静脈洞および三尖弁中隔尖より形成される Koch の三角の頂点を通る．肺動脈弁は三尖からなる．

正解 b, c　　　　　　　　　　　　　　　　　　　　　　　　難易度★

解説　先天性心疾患の中で最も頻度が高いのは，心室中隔欠損症であり約50〜60%を占める．心房中隔欠損症などと比較して，自然閉鎖することが多い．動脈開存症は，未熟児では一般的に左右シャントを有する症候性のものは治療適応であり，内科的治療が奏効しない場合には手術が必要となる．成熟児以降では，無症候性でも治療適応となる．心奇形は，成人発症例などを含めれば，全体の約60〜70%が治療対象となる．心房中隔欠損症は，男女比は1:2と女性に多い．

問題52

正解 a, c　　　　　　　　　　　　　　　　　　　　　　　　難易度★★

解説　大動脈弁狭窄症において，症状出現後の予後は不良であることが報告されており，胸痛出現後5年，失神発作後3年，心不全発症後2年といわれている．近年，加齢に伴う動脈硬化性の大動脈弁狭窄症が増加しており，その手術症例は年々増加している．リウマチ熱罹患者の減少とともに，わが国での僧帽弁狭窄症の新規発症は激減している．急性僧帽弁閉鎖不全症の成因としては，感染性心内膜炎や心筋虚血による乳頭筋断裂などが多

く，慢性僧帽弁閉鎖不全症では退行性病変が多い．機能性三尖弁閉鎖不全症の原因としては，左心系病変に伴う肺高血圧症や右室機能低下や心房細動に伴う右心系の拡大が挙げられる．

問題 53　正解　c, d

難易度★

解説　本症例では，3 枝バイパスが施行されており，1 つは左内胸動脈から左冠動脈前下行枝にバイパスされている近位が大動脈に吻合されているグラフトは，CT 所見だけでは必ずしも判断できないが，左回旋枝と右冠動脈に吻合されていることから大伏在静脈とわかる．右胃大網動脈は通常 *in situ* graft として使用され，右冠動脈末梢に吻合される．以上から，c, d が正解となる．

問題 54　正解　b, e

難易度★

解説　日本循環器学会のガイドラインにおいて，左前下行枝近位部病変や多枝病変はすべて CABG が Class I の適応とされている．左冠動脈主幹部病変や多枝病変は CABG を考慮すべきである．

問題 55　正解　b, d

難易度★★

解説　一般に囊状瘤のほうが破裂のリスクが高いとされ，より小さい瘤径においても治療の対象となることがある．弓部大動脈瘤に対する治療としては，従来からの人工血管置換術に加えて，胸部ステントグラフト治療や頸部血管バイパス術などと組み合わせたハイブリッド手術などが行われている．胸部ステントグラフト治療においては，landing zone と頸部血管の位置関係が重要であり，適応や頸部血管バイパス術の有無が決定される．

問題 56　正解　c, d

難易度★★★

解説　PCPS の適応として，心原性ショックを伴う急性心筋梗塞，心室中隔穿孔などの機械的合併症周術期，劇症型心筋炎，開心術後の体外循環離脱困難，低心拍出量症候群などがある．IABP および PCPS は，いずれも抗凝固療法としてヘパリン持続投与を行い，ACT を 150〜180 秒程度に維持するように調節する必要がある．以上より c, d の選択肢は誤り．a, b, e の選択肢は正しい．

問題 57　正解 c, e　　難易度 ★

解説　治療経過，検査所見，血液培養結果から感染性心内膜炎を診断する問題である．

経食道超音波検査では，大動脈弁尖に高輝度の疣贅を認め，高度の大動脈弁逆流が確認できる．大動脈弁位感染性心内膜炎の所見である．

まずは，抗菌薬による内科的加療が行われる．急性期に手術適応となる病態として，難治性心不全，抗生物質無効例，塞栓症，疣贅の大きさが 10 mm 以上などのケースが挙げられる．脳出血を認める場合には，人工心肺使用により出血を増悪させるリスクが高く，通常は出血が安定してから手術が検討される．

問題 58　正解 b, e　　難易度 ★

解説　CT 所見から，胸部下行大動脈に囊状瘤を認め，最大短径からも治療適応と考えられる．血管壁は全体的に不整で石灰化も強く，動脈硬化は高度である．

胸部下行大動脈瘤は，胸部ステントグラフト治療の最もよい適応であり，現在は人工血管置換術が第一選択となることは少ない．ステントによりカバーされる範囲は比較的広範囲となると思われ，術後対麻痺のリスクがあり，注意を要する．

問題 59　正解 b, e　　難易度 ★

解説　腹部大動脈の一次分枝としては，腹腔動脈，上腸間膜動脈，腎動脈，下腸間膜動脈，総腸骨動脈などがある．b, e は誤り．

問題 60　正解 c, d　　難易度 ★★

解説　閉塞性動脈硬化症（arteriosclerosis obliterans；ASO）の有病率は年齢が高いほど高くなり，特に 60 歳以上では急激に上昇する．ASO は，臨床症状により無症候性，間欠性跛行，および重症下肢虚血（critical limb ischemia；CLI）に分類され，それぞれに応じた治療方針が決定される．わが国では，超高齢化による高齢糖尿病患者の増加や糖尿病罹病期間の長期化，透析依存腎不全患者の増加などを背景として，CLI に占める透析患者の割合が諸外国と比較しても非常に高い．Buerger 病は主に四肢末梢の中〜小動脈に閉塞性血管炎を生じる疾患である．わが国や韓国，東南アジア地域に多く，欧米地域には少ないとされる．発症年齢は 20〜40 歳が中心で，男女比は 9：1 と男性に好発する．危険因子としては喫煙が知られている．

問題61　正解　b, e　　　　　　　　　　　　　　　　　　難易度★★★

解説　総腸骨動脈や浅大腿動脈では，血管内治療が第一選択として行われることが多い．長区域病変，高度石灰化病変，総大腿動脈に及ぶ病変，大動脈閉塞病変，その他末梢の病変には，再狭窄率や合併症発生率などからも適応が限定される．

問題62　正解　a, d　　　　　　　　　　　　　　　　　　難易度★

解説　下肢血流障害の有無と病変検索のためにABIおよび造影CT検査が行われる．末梢血管障害に罹患している症例では，全身の血管障害のリスクが高く，術前心臓超音波検査や呼吸機能検査も必要であるが，まず行う必要はない．長期糖尿病罹患や維持透析によって下腿動脈に高度石灰化を来している場合には，ABIで正確な評価を行うことが難しいことがあり，足部皮膚灌流圧検査などを検討する．最初に行う検査としては不適である．

問題63　正解　d, e　　　　　　　　　　　　　　　　　　難易度★

解説　動脈瘤最大短径は48 mmであり，これだけでは経過観察でもよいが，5 mm/半年以上の急速な拡大傾向を認めており手術適応となる．腹部手術の既往もあり，まずステントグラフト治療を検討することが望ましい．解剖学的適応基準はデバイスの種類により異なるが，特に中枢ネック（腎動脈分岐から瘤起始部まで）が重要で，長さ10～15 mm，血管径32 mm以下，角度60°未満などが推奨されている．末梢の血管径や性状も重要となる．腹部血管のバイパス術は不要である．両側総腸骨動脈の長さが短い場合には，内腸骨動脈塞栓術を行い，ステントを外腸骨動脈まで延長することがあるが，本症例では不要である．

問題64　正解　e　　　　　　　　　　　　　　　　　　難易度★★

解説　写真からは伏在型の下肢静脈瘤と考えられる．伏在静脈に弁不全を有する一次性の静脈瘤が治療適応とされ，表在静脈に逆流を有しないものや深部静脈血栓症を伴う二次性下肢静脈瘤は，通常適応にはならない．深部静脈血栓症に伴う肺塞栓症の有無のチェックも重要となる．近年急速に普及している血管内焼灼術の適応として，治療対象となる表在静脈（伏在静脈）の径は4 mm以上10 mm以下が推奨されており，治療法の決定に血管径の測定は必要となる．下腿皮膚灌流圧は治療方針決定に必要ではない．

正解 e　　難易度★★★

解説　臨床経過および造影CT所見から急性肺血栓塞栓症（pulmonary thromboembolism；PE）を診断する問題である．

CT所見（図A）では比較的末梢に塞栓像を認めることができる．また，図Bでは右房内に血栓と思われる腫瘤像を認めている．治療の基本は抗凝固療法であり，活動性出血などがなければヘパリン投与を行う．広範型PEでは重度のショックから心停止に至ることもあり直ちにPCPSを装着する必要がある．本症例では，ショック状態は来しておらず，直ちに装着する必要はない．ガイドライン上，外科的血栓摘除の適応としては内科的治療が奏効しない症例，中枢型の肺塞栓症で急速に心不全や呼吸不全が進行する症例，血栓溶解療法が禁忌である症例および右房から右室にかけて浮遊血栓が存在する場合が挙げられている．よって，本症例では緊急で外科的血栓摘除術の適応となる．本疾患においてIABPは有用ではない．

正解 c, d　　難易度★★★★

解説　呼吸器の基本的な解剖自体はあまり出題されないが，手術画像などと絡めて知識を要求されるので簡単に復習しておく必要がある．気管分岐部は第4から第5胸椎の高さにある．気管支は肺動脈と伴走する．対して肺静脈は区域間を走行する．肺区域は右上葉（S1，S2，S3），右中葉（S4，S5），右下葉（S6，S7，S8，S9，S10），左上葉（S1＋2，S3，S4，S5），左下葉（S6，S8，S9，S10）である．気管気管支の構造は中枢から，気管-気管支-細気管支-終末細気管支-呼吸細気管支-肺胞管-肺胞囊である．気管の構造には個人差があるが，平均的な成人男性では，長さ10～13 cmで約20個の気管軟骨からなる．気管軟骨は前に凸のC型の形状であり，後壁は平滑筋によって軟骨が連結されており，膜様部と呼ばれる．

問題67　**正解** a, c　　難易度★★

解説　呼吸不全とは$PaO_2 \leq 60$ Torrの状態をいう．Ⅰ型呼吸不全は$PaO_2 \leq 60$ Torrかつ$PaCO_2 \leq 45$ Torrの状態であり，Ⅱ型呼吸不全は$PaO_2 \leq 60$ Torrかつ$PaCO_2 > 45$ Torrの状態である．Ⅱ型呼吸不全は低酸素血症かつ高炭酸ガス血症の状態であり，肺胞低換気の状態である．

選択肢のうち肺胞低換気を来すものは，気道異物とCOPDである．末梢型肺癌で気道閉塞など肺胞低換気状態は起こりにくい．肺動静脈瘻は右左シャントによる低酸素血症を来しうるが，肺胞低換気とはならない．肺血栓塞栓症は換気血流不均等による低酸素血症を来すが，肺胞低換気とはならない．

正解 c, d　難易度★★★★

解説　気管支鏡には硬性鏡と軟性鏡があり一般的な検査に使用されるのは可動性のある軟性鏡である．硬性鏡は海外ではしばしば用いられているが可動性はなく，全身麻酔と呼吸管理が必要となる．硬性鏡は中枢気道のインターベンション（腫瘍の摘出やステント挿入）などの際に使用される．気管支鏡の径はおよそ5~6 mmである．3 mm程度の細径の気管支鏡もある．気道ステントの中には硬性鏡でなければ挿入できないものもあるが，SEMS（self-expandable metallic stent）などは軟性鏡下に挿入可能である．近年，超音波気管支鏡ガイド下針生検（endobronchial ultrasound-guided transbronchial needle aspiration；EBUS-TBNA）が普及し，術前に縦隔肺門リンパ節の組織診断が可能となった．ただし，穿刺できるリンパ節は気道と接しているもののみである．#6リンパ節（大動脈傍リンパ節）は気道との間に大動脈を介するため，EBUS-TBNAで穿刺は不可能である．気管支鏡検査時は，撒布した局所麻酔薬や気道分泌物を吸引除去しながら行う必要があるが，気道内で常に吸引をかけると患者への酸素の供給が障害される．気管支鏡検査中はPaO₂が10 Torrほど低下するという報告もある．吸引は必要時のみ行う．

正解 a, c　難易度★★★

解説　PET（positron emission tomography）は核医学検査の一種であり，ブドウ糖代謝の指標となる ¹⁸F-FDG（フルオロデオキシグルコース）が用いられることが大半である．肺癌の病期診断においてはPET-CTを行うことが，『肺癌診療ガイドライン』で推奨されている（グレードA）．PET-CTでリンパ節に集積を認める場合は可能な限りEBUS-TBNAなどで病理学的診断を行うことが推奨される．腫瘍以外に炎症でも集積は認められるので注意が必要である．また糖代謝が盛んな脳や肝臓では集積が多く，尿路もFDGが排泄されるので生理的な集積により病変の検出は困難である．胃や腸管には生理的集積が認められることはしばしばある．

問題 70　正解　d, e　難易度★★★

解説　肺分画症とは，正常な気管支系とは分離された肺組織が存在する先天奇形である．分画された肺組織の血流は肺動脈からではなく体循環から分岐する異常血管により供給される．肺分画症は肺葉内分画症と肺葉外分画症に分類される（表2）．ほとんどは肺葉内分画症であり，肺葉外はまれである．

肺葉内分画症：分画肺は正常肺と同一の胸膜で被覆される．正常気管支との交通は通常ないが，感染などを契機に分画肺との間に瘻孔が生じ，感染を繰り返すことがある．異常血管は胸部大動脈から分岐することが多く，肺静脈に灌流する．左下葉に発生することが多い．

肺葉外分画症：正常肺とは異なる胸膜で覆われる．異常血管は胸部のほか，腹部大動脈系から分岐することもある．灌流は肺静脈よりも奇静脈系のほうが多い．ほとんど左下葉と横隔膜の間に存在する．男性に多く，横隔膜ヘルニアやその他先天奇形を合併することが多い．乳幼児期に横隔膜ヘルニアの手術時や，囊胞病変を呈して発見されることが多いが，無症状であれば成人まで発見されないものもある．

表2　肺分画症の比較

	肺葉内分画症	肺葉外分画症
頻度	多い	まれ
性差	同じ	男性に多い
合併奇形	少ない	多い
好発部位	左下葉	左下葉と横隔膜の間
胸膜	正常肺と共通	正常肺と独立
異常血管	胸部大動脈	胸部・腹部大動脈
灌流静脈	肺静脈	奇静脈系が多い

正解 b, c 難易度★★★

解説 CT画像所見では縦隔リンパ節腫大が多発している．肺癌のリンパ節番号とCT画像における部位は対応できるようにしておきたい．腫大しているリンパ節は，#4L（左下部気管傍リンパ節；大動脈弓上縁から左主肺動脈上縁に存在し，動脈管索内側のリンパ節を含み気管左外側縁の左側に存在する）と，#5（大動脈下リンパ節；大動脈弓下縁から左主肺動脈の間に存在し，動脈管索に対して横に存在する）である．

正解 c 難易度★

解説 設問では著明な左胸水貯留のため胸腔ドレナージを施行された患者が処置後に呼吸困難を訴え，低酸素血症となっている．胸部単純X線写真では患側の肺野全体の透過性が低下している．胸腔ドレナージ後の急速な肺膨張により再膨張性肺水腫を発症したのである．再膨張性肺水腫は虚脱肺の再膨張時に，血管透過性亢進により生じる肺水腫である．気胸や胸水のドレナージ後に発症することがあるが，胸部手術時の肺の虚脱，膨張によって発症することもまれにある．再膨張性肺水腫の原因については諸説あり，肺膨張時の肺血管内皮の物理的障害，肺虚脱時の低酸素による血管内皮障害，肺膨張時の血管作動性物質や炎症性サイトカイン，好中球エラスターゼの放出，虚血再灌流障害などが考えられている．発症のリスクが高いのは，高度の肺虚脱，長期間の肺虚脱，急速な肺膨張などである．一般的に予後良好であるが，一時的とはいえ低酸素血症を来すので集中治療が必要となることがある．低酸素血症が高度であれば人工呼吸器管理にて陽圧呼吸が必要となる．また抗浮腫作用に期待してステロイド投与も行われる．利尿薬の投与も行われるが，肺水腫によって循環血漿量が減るため十分な輸液が必要とする意見もある．好中球エラスターゼ阻害薬（シベレスタットナトリウム）投与の報告もある．しかしこれらの薬剤の有効性には一定の見解はない．胸腔ドレナージは日常診療で頻繁に行われる処置であるが，その危険性も理解しておかなければならない．再膨張性肺水腫のリスクが高いと判断した場合は，緩徐に肺を膨張させるなどの対策をすべきである．

正解 a 難易度★★

解説 原発性非小細胞肺癌の標準的な手術は，肺葉切除と肺門縦隔リンパ節郭清である．小型GGO病変や，肺葉切除が不可能な患者に縮小手術が行われることもある．CT画像では右S2区域に結節を認めており（CTで結節のすぐ背側に斜裂が見えるので上葉S2区域とわかる），腺癌と診断されている．PET-CTや脳MRIで明らかなリンパ節転移や遠隔転移を疑う所見はなく，心電図，呼吸機能にも異常はないので，標準手術である右上葉切除，リンパ節郭清が選択されるべきである．

問題 74　正解　b，c　　　　　　　　　　　　　　　　　　　　難易度 ★

解説　アスベスト（石綿）は珪素や鉄やマグネシウムからなる一群の鉱物の総称であり，建築業や造船業などの職業歴を有する患者ではアスベスト曝露を考慮すべきである．アスベストが気道から吸入されることにより，肺や胸膜に線維性変化を起こす．胸膜プラークや無気肺，肺線維症，良性胸水など良性変化のこともあるが，悪性腫瘍として肺癌や悪性胸膜中皮腫の合併を認めることがある．一般的にこれらの悪性腫瘍を発症するのは，曝露後数十年経過してからである．悪性胸膜中皮腫は中皮細胞由来の悪性腫瘍である．胸水中のヒアルロン酸上昇と，胸水細胞診で予想ができるが，確定診断には組織診が必要であるため胸腔鏡下生検が行われることが多い．カルレチニン陽性の腫瘍細胞を認めることにより，悪性胸膜中皮腫と診断できる．悪性胸膜中皮腫は進行例が多く，きわめて予後不良であり，手術になることは少ないが，手術に化学療法，放射線療法を組み合わせた集学的治療が行われることもある．胸水中 ADA は結核性胸膜炎で上昇することがある．

問題 75　正解　a　　　　　　　　　　　　　　　　　　　　難易度 ★★

解説　結核の既往のある患者の血痰であり，結核の再燃を念頭に診療すべきであるが，直ちに抗結核薬の投与を行う必要はなく，まずは喀痰抗酸菌検査を確認するべきである．ただし設問の症例では肺空洞内に菌球が認められる特徴的な CT 画像所見を呈しており，肺アスペルギローマの可能性が高いと考えられる．肺アスペルギローマは結核後などの空洞にアスペルギルスが腐生寄生したものである．画像による菌球の検出のほか，喀痰や気管支肺胞洗浄液からのアスペルギルス属の培養，血液中のアスペルギルス抗原や抗アスペルギルス沈降抗体の検出，β-D グルカンの上昇などによって診断されるが，喀痰や血液からは検出できないこともあり，画像のみで診断されることもある．アスペルギルス菌糸はグラム染色では染色性が悪く，グロコット染色が有用である．治療として抗真菌薬の投与を行うが，多くは内科的治療に抵抗性であり，根治には外科的切除が必要なことが多い．可能であれば空洞・菌球を含めた肺切除を施行するが，肺アスペルギローマ患者は，結核既往歴があり低肺機能であることが多い．肺切除不能例には空洞切開・菌球除去などが行われることもある．

問題 76 正解 c, d　　　難易度 ★★★

解説　労作時呼吸困難を認める若年男性であり，喫煙歴がある．胸部単純 X 線写真上は左肺野に大きな無血管領域を認める．一見気胸のように見えるが，気胸ではなく巨大気腫性肺囊胞である．巨大気腫性肺囊胞は気腫性肺囊胞（ブラ，ブレブ）が片側胸腔の 1/3 以上を占めるほど発育したものを呼ぶ．胸部単純 X 線上，肺野が気腔に対して凸であれば気胸，気腔が肺野に対して凸であれば巨大気腫性肺囊胞と鑑別できるが（図 1），迷ったら CT を撮影したほうがよい．発生機序が気胸の原因である肺囊胞と同じなのかどうかは不明であるが，一般的に巨大気腫性肺囊胞が気胸の原因となることは少ない．多くは喫煙歴のある男性に発症し，肺実質の破壊を伴い進行する．両側性のこともある．肺囊胞による圧排により正常肺の換気が妨げられたり，無効換気が増大したりすることによって PaO_2 の低下，労作時呼吸困難などを来す．治療は，気胸と誤診してドレーンを挿入しないように注意が必要である．無症状であれば経過観察することもあるが，有症状例，進行例では手術が行われる．基本的には囊胞による正常肺の圧迫のための症状なので，囊胞切除による圧迫解除が目的である．正常肺を多く切除してしまう肺葉切除は適切ではない．自動縫合器で肺囊胞を切除することもあるが，囊胞が広範囲の肺実質から発生している場合には囊胞壁の切開，気漏部位の縫合閉鎖，囊胞壁の縫着（Naclerio-Langer 法）が行われることもある．

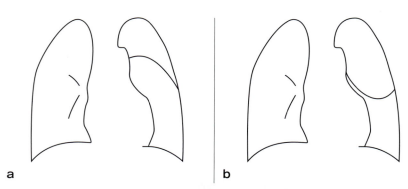

図 1　気胸（a）と巨大気腫性肺囊胞（b）の胸部単純 X 線所見のシェーマ

正解 a, d　難易度★★

解説　表3〜6のとおり.

表3　小児の発育区分

新生児期	生後28日以内
乳児期	生後1歳未満
幼児期	1〜6歳
学童期	6〜12歳
思春期	12〜18歳

表4　出生体重による分類

超低出生体重児	1,000 g 未満
極低出生体重児	1,500 g 未満
低出生体重児	2,500 g 未満
成熟児	2,500 g 以上 4,000 g 未満
巨大児	4,000 g 以上

表5　在胎期間による分類

超早期産児	22週以降 28週未満
早期産児	37週未満
正期産児	37週以降 42週未満
晩期産児	42週以降

表6　胎児発育曲線からの分類

SGA児, SFD児	出生体重が10パーセンタイル未満
AGA児, AFD児	出生体重が10パーセンタイル以上 90パーセンタイル未満
LGA児, LFD児	出生体重が90パーセンタイル以上

*SGA；small for gestational age, SFD；small for date, AGA；appropriate for gestational age, AFD；appropriate for date, LGA；large for gestational age, LFD；large for date

正解 c, e　難易度★★★★

解説　小児の維持輸液量は10 kgまでは100 mL/kg/日が基準となる．つまり10 kgでは1,000 mL/日となる．男児と女児で違いはない．20 kgでは1,500 mL/日，40 kgでは2,000 mL/日が目安となる．小児の腎機能は未熟で，出生直後の尿希釈力，糸球体濾過率，濃縮力は成人の30〜50%程度である．希釈力は生後2週間には成人と同レベルに達するが，糸球体濾過率および濃縮力は1歳半〜2歳のころに成人と同レベルに達する．成人では体重に対する水分の割合は60%，新生児では80%である．小児では不感蒸泄量が多く尿の濃縮能も低いなど体重あたりの必要水分量が多く，容易に脱水になるので注意が必要である．肝ではグリコーゲンの貯蓄が少なく，特に早産児などで低血糖を起こしやすい．生後3か月未満の乳児ではシバリングは起こらない．また体重あたりの体表面積が多いなど，

術中に低体温になりやすい．新生児の手術では室温を上げておくなどの配慮が求められる．

　小児に対するプロポフォールの使用については以前メディアに取り上げられて話題になった．小児では"集中治療における人工呼吸中の鎮静"を目的とした使用が禁忌となっているが，全身麻酔の使用は禁忌ではない．propofol infusion syndrome が禁忌の根拠ではあるが，その詳細は不明であり，禁忌の指定に懐疑的な意見もある．

問題79　正解　a　　　　　　　　　　　　　　　　　　　　　　　難易度★★★

解説　小児の気道では声門下直下の輪状軟骨部が最も狭い．喉頭軟化症は喉頭の未熟性によって，喉頭蓋や披裂軟骨部が吸気時に気道のほうへ引き込まれ，吸気性喘鳴を来す．先天性喘鳴のほとんどがこの疾患といわれている．声門下狭窄のうち先天性は出生直後から呼吸障害を来す．救命のため緊急的な気管内挿管や気管切開が必要となることがある．後天性声門下狭窄は未熟児に対する長期気管内挿管の合併症として発症する．気管内チューブの長期間留置や，太すぎるチューブの使用が瘢痕狭窄を来すと考えられている．気管狭窄症は気管軟骨の形成異常により，軟骨が気管壁の全周を取り囲みドーナツ様となって狭窄を来している．そのため膜様部が存在しない．気管・気管支軟化症では，気管軟骨が未熟または扁平となっているため気管内腔を保つことができない．吸気時に膜様部が引き込まれて虚脱する．挿管のうえ陽圧換気を行えば一時的に呼吸が保たれることが多い．

問題80　正解　b　　　　　　　　　　　　　　　　　　　　　　　難易度★★

解説　生後6か月〜2歳での発症が多いのは腸重積である．肥厚性幽門狭窄症は生後2〜4週から始まる噴水状嘔吐が特徴的である．胃液を繰り返し嘔吐することが原因で低 Cl 性の代謝性アルカローシスとなる．外科治療としては Ramstedt 手術，内科治療としてはアトロピン静注療法があり，どちらも80〜90％の奏効率といわれている．

問題81　正解　d　　　　　　　　　　　　　　　　　　　　　　　難易度★★★

解説　以下に術式・手技と対象疾患名を示す；a．ダイヤモンド吻合＝先天性十二指腸閉鎖，b．Hutchinson 手技＝腸重積，c．Ramstedt 手術＝肥厚性幽門狭窄症，d．Ladd 手術＝腸回転異常症，e．Sistrunk 手術＝正中頸嚢胞（甲状舌管嚢胞）．

問題 82　正解　**d**　　　　　　　　　　　　　　　　　　　難易度★★★★

解説　神経芽腫は交感神経由来の悪性腫瘍で副腎に好発する．*MYCN* 遺伝子の増幅は 4 期神経芽腫の 30〜40% にみられる予後不良因子として重要である．

　Wilms 腫瘍は小児腎腫瘍の約 90% を占め，がん抑制遺伝子として *WT1*（11p13 領域）や *WT2*（11p15 領域）が知られている．Beckwith-Wiedemann 症候群は巨大児，巨舌，腹壁欠損（臍帯ヘルニアや臍ヘルニア）を三主徴とする先天奇形症候群である．*WT2* は本症候群との関連が指摘されているが，研究段階である．本症候群の約 5% に腎芽腫が発生する．

　肝芽腫は腫瘍の占める肝区域の領域から定義された PRETEXT 分類が病期診断に用いられる．

　横紋筋肉腫は体のあらゆる部位から発生する．頭頸部（35%），泌尿生殖器（22%），四肢体幹（18%）が好発部位である．病理をもとに胎児型（60%），胞巣型（20%）などへ分類される．Altman 分類は仙尾部奇形腫の分類方法である．仙尾部奇形腫は奇形腫の中で最も頻度が多く，仙骨外に発育して新生児期に診断さることが多い腫瘍である．Altman 分類は腫瘤の発育形態による分類で，最も多い type I は腫瘤が尾骨に接し大部分が体外に突出したものである．基本的には良性であるが，大きさによっては死産や早産の原因となりうる．また，胎児水腫や心不全などを来すこともある．手術の際は腫瘍と一緒に尾骨を切除する．

　リンパ管腫は体の様々な部位に発生する良性腫瘍である．頸部に大きく発生すると気道の圧迫などで重症化することもある．隔壁の少ない囊胞状のリンパ管腫では OK432（ピシバニール®）を注射することで縮小効果を期待できる．海綿状のリンパ管腫では効果が乏しい．

問題83 正解 b, e

難易度★★

解説 気道・消化管異物は1歳児に最も多く，生後6か月から3歳までが約80%を占める．気道異物（誤嚥）はピーナッツが多く，可及的速やかに硬性気管支鏡で摘出する必要がある．消化管異物（誤飲）は固形異物では硬貨が多い．可溶性異物ではたばこが多い．近年はたばこ誤飲に対する胃洗浄は意味がないといわれている．親への懲罰的な意味を含めて胃洗浄を行うのは誤りである．異物は食道の生理的狭窄部である輪状咽頭筋のレベル，大動脈弓，横隔膜レベルで引っかかることが多い．特に食道にある電池は放電や腐食による食道穿孔のリスクがあるので速やかに摘出する必要がある．リチウム電池は特に電圧が高いために注意が必要である．マグネットカテーテルやフォーリーカテーテル（異物の奥でバルーンを膨らませ引き抜く）を使用する．誤飲から時間が経過している場合は上部消化管内視鏡にて粘膜面を観察する．約30分間の食道内のボタン電池停滞によって，食道壁が壊死した症例が報告されている．気管食道瘻や食道狭窄などの合併症も起こりうる．胃内に落ちた異物は幽門さえ越えれば自然に排出されることが多く，X線検査でフォローしつつ経過観察も可能である．近年はボタン電池の誤飲に対し，積極的に摘出を行う施設が増えた．マグネットカテーテルや上部消化管内視鏡にて摘出する．胃より肛門側に流れてしまった電池誤飲は消化管穿孔のリスクもあるが，十分なインフォームドコンセントを行ったうえでの経過観察により手術の回避も可能である．

問題84 正解 c

難易度★★

解説 画像からは上部食道が盲端になっていると考えられ，coil up signを認める．胃内にはガス像があることから，下部食道は気道と交通があることが想定され，Gross C型が最も疑われる．食道閉鎖のうちGross C型が約85%を占め，Gross A型が約10%を占める．B，D，E型はほとんど見る機会がない病型である（図2）．

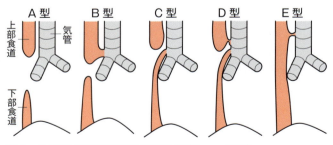

図2　先天性食道閉鎖症の病型分類（Gross分類）

問題 85　正解　c　難易度★★

解説　胎児エコーにて羊水過多および胃泡の拡張を認めていたことから、何らかの腸管の通過障害を懸念するところである。画像は典型的な double bubble sign であり、十二指腸閉鎖症を強く疑う所見である。Down 症児は高率に十二指腸閉鎖症を合併する。

　C 型食道閉鎖であれば胃内に air を認めるが、気管食道瘻を通過する量はこれほど多くならない。また十二指腸の著明拡張も説明できない。さらに試験対策としては、食道閉鎖であれば coil up 像を提示するであろう。先天性幽門狭窄症は生後 3〜4 週間前後から症状が出てくるので出生直後には発症しない。回腸閉鎖症では multiple bubble sign となるのが典型的である。胆道拡張症を疑う所見はない。

問題 86　正解　a　難易度★★★

解説　脾摘の原因疾患は、遺伝性球状赤血球症（hereditary spherocytosis；HS）、特発性血小板減少性紫斑病（idiopathic thrombocytopenic purpura；ITP）、門脈圧亢進症の順で多い。HS は巨大脾腫や胆石の合併が多く、脾臓摘出と同時に胆嚢摘出を行うこともある。ITP は発症後 6 か月以内に自然軽快することが多いが、10% 程度が慢性化し脾臓摘出の適応となる。脾摘後の重症感染症は年少児ほど発生率が高く、2 歳未満では極力脾摘を行わないようにする。部分的脾動脈塞栓術（partial splenic embolization；PSE）は脾摘を行わずに脾機能を低下させるよい方法であるが、正確な梗塞範囲を予測できないという問題がある。術後は 40℃ を超えるような高熱、疼痛、脾膿瘍などの合併症がある。2〜5 歳くらいまでは予防的にペニシリンなどの抗菌薬を投与する。脾摘後肺炎の起因菌は約半数が肺炎球菌であり、肺炎球菌ワクチンの使用が勧められている。手術前にワクチンを使用することが望ましいが、緊急手術などの症例では術後速やかに接種を行う。

問題87 正解 a, d　　　難易度★★★★

解説　写真の患児は臍の右側に腹壁の欠損があり、ヘルニア嚢がなく、中腸が脱出しているので腹壁破裂である。腹壁破裂に区別するべき疾患として臍帯ヘルニアがあるが、半透明の臍帯羊膜がヘルニア嚢となる(図3)。腹壁破裂は臍帯ヘルニアより合併奇形が少なく比較的予後は良好であるが、腸回転異常や腸閉鎖を合併していることがあり要注意である。臍帯ヘルニアは合併奇形が多く死亡率も高い。施設間の搬送をする場合に脱出腸管からの熱放散と水分の喪失が問題となる。脱出腸管を乾燥滅菌ガーゼでくるみ、アルミホイルなどで全身を覆った状態で搬送する。生食ガーゼで覆うのは低体温を来すため禁忌である。胎便を用手的に排出させるなどして脱出臓器を一期的に還納できることもあるが、腹圧が非常に高くなる場合、下大静脈を圧迫する場合などは多期的に治療を行う。人工布と腹壁を縫合してsilo(サイロ)を立てて脱出腸管を人工物で被覆し(図4はAlexis® Wound Retractorを利用する方法)、腸管の浮腫が改善してから二期的に腹腔内に還納することも多い。表7に紛らわしい用語を整理しておく。

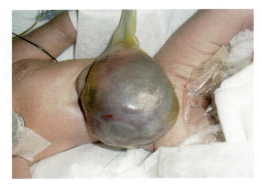

図3　臍帯ヘルニア

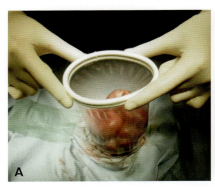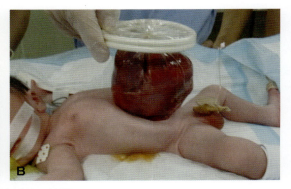

図4　Alexis® Wound Retractorによる脱出腸管の被覆

表7　臍ヘルニア、臍帯ヘルニア、腹壁破裂の特徴

臍ヘルニア	いわゆる出べそ。1歳までに自然治癒することが多い
臍帯ヘルニア	臍帯の中に腹腔内臓が多量に脱出する。ヘルニア嚢がある。合併奇形が多く予後不良
腹壁破裂	主に臍帯の右側の腹壁が欠損して腹腔内容が脱出。ヘルニア嚢がない。合併奇形が少ない

問題88　正解 b, e　難易度★★★★

解説　全乳癌の5～10%は遺伝に伴い発症する家族性乳癌である．乳癌，卵巣癌の発症に関与する遺伝子として，*BRCA1*および*BRCA2*という2種類のがん抑制遺伝子が見つかっている．これらの遺伝子に病的変異があると将来乳癌や卵巣癌に罹患するリスクがきわめて高くなる．遺伝性乳癌・卵巣癌症候群〔hereditary breast and ovarian cancer（HBOC）syndrome〕と呼ばれる．*BRCA1*変異陽性乳癌の約70%はトリプルネガティブ乳癌であり，ホルモン受容体陰性である．一方，*BRCA2*変異陽性乳癌のサブタイプは60～70%がホルモン受容体陽性である．HBOCを疑う場合は遺伝カウンセリングを勧め，その後遺伝子検査をするかどうかを決めることになる．乳癌発症リスク軽減手術として予防的乳房切除が施行されている（保険適用外）が，予後への影響は現時点では明らかになっていない．

問題89　正解 b　難易度★★★

解説　乳癌の危険因子は，早い初潮，短い月経周期，遅い閉経，出産経験がない，授乳歴がない，高齢初産，閉経後の肥満，乳癌家族歴，子宮体癌や卵巣癌の既往，ホルモン補充療法，片側乳癌の既往，高身長，アルコールの多飲などが挙げられる．授乳は乳癌のリスクを下げるといわれており，授乳期間が長いほどリスクは低い．なお，閉経前の肥満は乳癌の危険因子ではない．

問題90　正解 a, d　難易度★★★★

解説　女性化乳房についての出題も多い．思春期と高齢者に好発し，画像所見は女性の乳房とあまり変わりはない．乳頭乳輪下に扁平な低エコーないし高エコー像を認め，女性とほぼ同じ乳腺像を呈する．片側性で，疼痛を伴うことが多い．エストロゲン過剰が原因と考えられており，薬剤歴がなければ肝障害（エストロゲンの血中濃度が上がる）の有無の確認が必要である．薬剤性のものとしては，シメチジン，ジゴキシン，スピロノラクトン，アンドロゲンなどである．アナボリックステロイドホルモンを服用しているボディビルダーにも認められ，タモキシフェンで予防できる．男性乳癌を疑う場合は積極的に組織診断を行うべきである．もともとの乳腺が小さいため，皮膚の症状，疼痛などはしばしば認める．

正解　a, d　　　　　　　　　　　　　　　　　　　　難易度★★

解説　腋窩リンパ節郭清を施行した場合，術後に高蛋白質のリンパ液が術側の腕の皮下組織に溜まり，リンパ浮腫を生じることがある．リンパ浮腫はリンパ節の切除だけでなく，放射線治療，センチネルリンパ節生検のみでも起こることがある．リンパ浮腫は進行すると完治が困難な疾患であるため，予防が肝要であり，万一発症しても早期に発見することで重症化を防ぐことができる．発症時期は，術後比較的早期から10年以上経過してから発症する場合もあり，様々である．腕のこわばり，違和感，しわの減少，圧痕などがないか診察することが重要である．蜂窩織炎を契機にリンパ浮腫を起こすこともあり，外傷などには要注意である．また日常生活の中で，腕を圧迫しない（術側の腕を局所的に締め付けるような下着・衣服，時計，指輪，バンドなどを身につけない．血圧測定や採血も避ける），腕を酷使しない（重い荷物を持たない．特に買い物袋を腕につるすのは避ける），体重管理（肥満があると，脂肪組織が体表のリンパ管を圧迫し，リンパ流を悪化させる）などの指導を行うとよい．治療法としては，スキンケア，圧迫，リンパドレナージが基本である．スリーブ，グローブなどの装着や弾性包帯を使用する．

正解　a, b　　　　　　　　　　　　　　　　　　　　難易度★

解説　右乳頭が左に比べて頭側にあることは右乳頭が腫瘍に牽引されていること，皮膚の陥凹があるのは腫瘍が直上のCooper靱帯を巻き込んでいることを示しており，いずれも悪性を示唆する所見である．C領域は乳癌の好発部位であり，同側の腋窩リンパ節を触診して腫大リンパ節を触れれば，乳癌である可能性がさらに高まる．マンモグラフィや超音波検査を第一に行うべきであり，その後考慮されるのは切除生検ではなく，針生検やマンモトーム生検である．切除生検はこれらの生検で確定診断がつかずなおかつ画像上悪性を否定できない場合である．

正解　b　　　　　　　　　　　　　　　　　　　　難易度★

解説　画像は造影MRIであり，左乳房に明瞭に造影される腫瘤を認める．右乳癌術後であり，対側の発癌リスクは高い．ただし造影MRIで造影されるだけでは悪性の確定診断にはならない．造影のダイナミックカーブから，いわゆるfast/washoutの所見や，染まり方の形状などからカテゴリー分類がなされている（詳細はBIRADSの診断基準参照）．この画像所見では広範囲の乳管内進展は認めない．もちろん，本人の意向により部分切除も許容される病変であるが，若年発症，両側乳癌であり，家族歴を聴取し，遺伝カウンセリングを勧め，その結果によっては全摘術も検討すべきである．

正解 a, e

難易度★★★★

解説 運動により誘発される発作性の高血圧症状，血中・尿中のカテコラミンおよびその代謝産物の上昇から褐色細胞腫を疑う．CTでは副腎腫瘍を認め，^{123}I-メタヨードベンジルグアニジン（MIBG）シンチグラフィの集積も認める．褐色細胞腫は，国家試験的には10％病と呼ばれ，悪性，両側性，副腎外病変，多発性内分泌腫瘍（MEN2型）の可能性が約10％あるとされている．悪性の場合には遠隔転移を来し，予後は不良である．25％は家族内，遺伝性に発生する．設問のように若年者の場合は特に遺伝子検査を勧める必要がある．MEN2型の除外目的に甲状腺，副甲状腺の検索は行っておくべきである．高血圧クリーゼを誘発するおそれがあるため，明らかに有症状の褐色細胞腫が疑われる場合にCTガイド下生検などの侵襲的な検査は行わない．

正解 a, b

難易度★★

解説 以下のとおり．

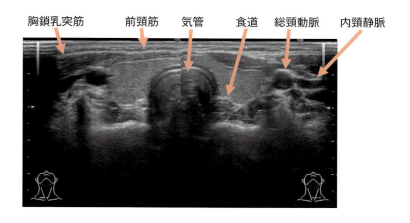

正解 b, d

難易度★★

解説 甲状腺濾胞癌は，細胞異型が少なく，原発の術前診断が難しい疾患であるが，しばしば遠隔転移部（骨・肺転移が多い）の生検により診断される．摘出検体の病理組織学検査によってはじめて濾胞癌の診断がつくことも多い．濾胞癌や乳頭癌の分化癌は，遠隔転移があっても比較的長期的な予後が見込めるため，甲状腺全摘を施行したのち，放射性ヨード治療を施行し，生存期間の延長を目指すのが一般的である．骨転移がある場合は，ビスホスホネート製剤を用い骨破壊の進行を抑制する．

正解 c　　難易度★★

解説　多発性内分泌腫瘍(multiple endocrine neoplasia；MEN)は，副甲状腺機能亢進症に随伴する様々な臓器の内分泌腫瘍を認め，その臨床像は多彩である．大まかに膵・下垂体の腫瘍が発症しやすい MEN1 型と，甲状腺髄様癌と褐色細胞腫の併発を伴う MEN2 型がある．さらに MEN2 型には副甲状腺機能亢進症を伴わず，若年に発症し，Marfan 様体型，神経線維腫が特徴的な MEN2B 型がある．それぞれの頻度，詳細の特徴に関しては『第 1 集増補版』p165 表 5-10 および p166 表 5-11 参照．

 正解 b，e　　難易度★★★★

解説　乳頭癌の 10 年生存率は 90% 以上あり，比較的良好である．髄様癌は C 細胞が豊富な甲状腺上極から発生することが多い．副甲状腺腫に対する穿刺は癌であった場合に播種のリスクになるといわれており，禁忌である．MEN2B は甲状腺髄様癌を合併する．サイログロブリンは髄様癌の診断には重要ではない．CEA，カルシトニンの測定値の比が病勢を反映する．

 正解 a　　難易度★★

解説　来院数時間以内の preventable trauma death を最小限に抑えることを目的に『外傷初期診療ガイドライン』が策定されている．外傷患者の初期診療の手順として，ABCDE アプローチ(A：airway，B：breathing，C：circulation，D：dysfunction of CNS，E：exposure and environmental control)を推奨している．気道確保や人工呼吸，胸腔ドレナージなどで迅速に確実に有効な蘇生行為を行える気道の開放(Airway)，呼吸管理(Breathing)が，止血や輸血など比較的蘇生に時間を要する循環管理(Circulation)よりも優先順位が上に位置づけされている．

 正解 e　　難易度★★

解説　『外傷初期診療ガイドライン』において生命を脅かす中枢神経障害(切迫する D：dysfunction of CNS)の評価は，頭部 CT を施行する前の primary survey によって緊急手術の必要性を評価する．上記の中で血圧の低下は循環評価(C：circulation)に相当するので誤りである．切迫する D の所見として挙げられているのは意識レベル(GCS 8 点以下，JCS 30 以下，来院後 GCS が 2 点以上低下する)，脳ヘルニアを疑う所見(瞳孔不同，対光反射の消失，片麻痺，Cushing 現象)である．Cushing 現象とは頭蓋内圧亢進による脳虚血に反応して血圧の上昇と徐脈が起こることをいう．

問題 101　正解 c, e　難易度★★★

解説　画像所見から胃の左胸腔内脱出を認めており，外傷性の左横隔膜損傷を疑う所見である．通常，横隔膜損傷は保存的には治癒せず，また遅発性の横隔膜ヘルニアを引き起こすことも多いため原則として手術が必要である．アプローチ法として開胸と開腹が考えられるが，肺挫傷や大血管の損傷（鋭的外傷が原因になることが多い）が疑われれば開胸手術を第一に，腸管損傷や穿孔（腹部の鈍的外傷が原因となることが多い）が疑われれば開腹手術を選択する．本症例の場合は明らかな肺挫傷または腸管損傷の所見はなくどちらのアプローチでもよさそうである．脾臓からの出血などによりショック状態に陥っている場合にはIVRを優先させることもあるが，設問では出血コントロールよりも呼吸状態の改善を優先すべきであり，第一に横隔膜の修復を行うべきである．ステロイド投与や胸腔ドレーンでは呼吸状態の改善は見込まれない．

問題 102　正解 d　難易度★★

解説　CT画像所見にて十二指腸周囲のfree airと液体貯留，十二指腸下行脚・水平脚の壁途絶と膵頭部の断裂像を認めており，十二指腸穿孔，膵損傷が疑われる．横行結腸の損傷があるかどうかは画像上明らかでないが，併存している可能性は考慮すべきである．開腹所見にもよるが，バイタルは安定しており膵頭十二指腸切除術を念頭に手術を行うべきである．十二指腸の単純閉鎖による修復はあまり成績がよくないとされ，十二指腸内や胆管内の減圧チューブ留置や膵液の外瘻ドレナージなども検討すべきである．バイタルが不安定の場合や腹腔内の汚染や損傷が著しい場合には一期的な切除・再建はあきらめ，止血，十二指腸液や膵液の外瘻ドレナージなどダメージコントロールを優先し，二期的再建を計画する．経口摂取はしばらく不能であり，腸瘻造設も併施してよい．

問題 103　正解 b, d　難易度★

解説　腹部外傷の診察時には，過度の緊張や興奮状態，他部位の痛みや意識障害などが影響して腹部の診察を十分に行うことができない場合がある．設問のように一定の時間をおいて経過観察を行い，再度超音波検査やCT撮影を実施すべきである．特に鈍的腹部外傷による腸管損傷の診断は，一時点の画像検査で否定するのは危険である．設問では2回目に撮影した腹部CT所見でfree airが出現しており，周囲の腸管壁の肥厚や液体貯留も認めている．腹痛も明らかになってきており腸管損傷の可能性が高く，この時点で緊急手術を決定すべきである．損傷部位は一か所とは限らず，また腸管の挫滅が広範囲に及ぶこともある．大量腸切除や人工肛門造設の可能性も念頭にインフォームドコンセントを行う必要がある．

正解 b, e　難易度★★

解説　播種性血管内凝固症候群（disseminated intravascular coagulation；DIC）の診断基準には，①厚生省 DIC 診断基準（1988 年改訂）と②日本救急医学会による急性期 DIC 診断基準（2005 年）（表 8）がある．①に含まれる検査項目は，血小板，FDP，PT，フィブリノゲンと一般的なもので汎用性が高いが，DIC の早期診断には不向きといわれている．②では DIC の早期診断と治療開始基準として有用な項目として全身性炎症反応症候群（systemic inflammatory response syndrome；SIRS）（表 9）の項目が追加され，血小板は経時的な変化にも重点が置かれている．また，侵襲時に容易に増加してしまうフィブリノゲンを除外した．ただし，どちらも悪性腫瘍やその治療，血液疾患による骨髄抑制状態では評価が困難である．その他，国際血栓止血学会（International Society on Thrombosis and Haemostasis；ISTH）の DIC 診断基準（2001 年）というものもある．

表 8　急性期 DIC 診断基準（4 点以上で DIC）

スコア	SIRS	血小板（/μL）	PT 比	FDP（μg/mL）
0	2 項目以下	12 万以上	<1.2	10 未満
1	3 項目以上該当	8 万以上 12 万未満 or 24 時間以内に 30% 以上の減少	≧1.2	10 以上 25 未満
2				
3		8 万未満 or 24 時間以内に 50% 以上の減少		25 以上

（丸藤　哲，ほか：急性期 DIC 診断基準　多施設共同前向き試験結果報告．日救急医会誌 16：188-202, 2005 より一部改変して引用）

表 9　SIRS 診断基準（下記の 2 項目以上で SIRS）

体温	>38℃ あるいは <36℃
心拍数	>90/分
呼吸数	>20 回/分 あるいは PaCO$_2$<32 mmHg
白血球数	>12,000/mm^3 あるいは <4,000/mm^3 あるいは幼若球数 >10%

正解 c　難易度★

解説　術後せん妄は局所麻酔でも起こりうる．危険因子としては年齢や術前の認知障害，誘発因子として，疼痛，脱水，不眠，鎮静薬の使用，集中治療室への入室など（モニター類の装着やアラーム音刺激）などが指摘されている．ほとんどは可逆的であるが，術後 3 か月の時点で認知機能障害が認められた患者では長期的な予後が悪化することが示されている．

正解 d　難易度★★

解説　赤血球濃厚液は2単位で血液400 mLに相当する赤血球を含む製剤である．含有されるヘモグロビン量は400 mL×14〜15（mg/dL）＝56〜60 gである．予測上昇ヘモグロビン量は投与ヘモグロビン量/循環血液量で計算される．設問では56（g）/〔体重60（kg）×7（％）〕＝1.4 g/dLとなる．血小板数が5万/μL以下の患者に対する待機的手術はあらかじめ輸血ができる環境を整えておく必要がある．血小板輸血も検討する必要があり，投与は手術直前に行う．緊急手術に関してはこの限りではない．新鮮凍結血漿は解凍すると時間とともに凝固因子の活性が徐々に低下するため，解凍後は3時間以内の投与が推奨されている．通常赤十字血液センターから供給される赤血球濃厚液は「放射線照射赤血球濃厚液（Ir-RCC-LR）」である．白血球を除去し，GVHDを予防するために放射線照射がなされている．

正解 c　難易度★★★

解説　プロポフォールの溶媒には大豆油や卵黄レシチンが含まれており，卵アレルギー，大豆アレルギーの患者には禁忌である．また，ヤシ油も含まれており，ヤシ油，ココナッツアレルギーに対しても添付文書上禁忌とされている．乳製品アレルギーでは特に使用は問題はない．プロポフォール注入症候群の特徴は徐脈，代謝性アシドーシス，横紋筋融解などであり高カリウム血症を生じる．プロポフォールは長時間にわたって投与すると血中濃度半減期が延長し，血中濃度は徐々に上昇する．ケタミンはオピオイドの鎮痛効果を増強し，健忘作用ももつ．なお，プロポフォールに関して小児の人工呼吸器管理中の鎮静に対しては使用禁忌である．プロポフォールを長期間使用した小児の死亡が国内外で報告され，わが国でも問題となった．麻酔導入や維持への使用は禁忌ではないが，安全性が確立しているとはいえず注意が必要である．

正解 a　難易度★★★

解説　ケタミンは呼吸抑制が少ない．フェンタニルは他のオピオイドと同様に筋強直を引き起こす．レミフェンタニル製剤には神経伝達物質であるグリシンが添加されており，硬膜外腔・くも膜下腔への投与はできない．レミフェンタニルは血中および組織中の非特異的エステラーゼによって分解され，肝機能や腎機能の影響はあまり受けない．フルマゼニルはベンゾジアゼピン系薬剤の拮抗薬であり，オピオイドの拮抗薬はナロキソンである．

正解 b, d　難易度★★★★

解説　悪性高熱症に関する問題である．治療としては，直ちに揮発性麻酔薬などの誘発薬物を中止し，純酸素で換気するとともに，ダントロレンを投与することが重要である．代謝が亢進して二酸化炭素産生量も増加するので，過換気にして酸素を供給し，呼吸性アシドーシスを補正する．体温は38℃以下まで下げるとシバリングの可能性があり，過度に冷却する必要はない．アシドーシスの補正は炭酸水素ナトリウムの投与が第一選択であり，補液と利尿薬により十分な尿量を確保する．不整脈に対するカルシウム拮抗薬の投与はダントロレンとの併用で心停止の報告があるため，リドカインが用いられる．ダントロレンの使用と呼気終末二酸化炭素分圧モニタリング導入により現在は死亡率が低下してきており，1〜17％といわれている．

正解 b　難易度★

解説　意識がなく，異常呼吸（死戦期呼吸）を認めた場合，心停止の徴候と考え，心肺蘇生を開始すべきである．脈拍が10秒以内に触知できない場合は，直ちに胸骨圧迫を開始する．心肺蘇生に関して，2010年と2015年にガイドラインが改訂されており，改訂のポイントを再確認しておきたい（表10）．圧迫の深さは4.6 cmが最も効果的とされ，6 cmを超えると肋骨骨折のリスクが高まる．成人に対しては訓練経験の有無にかかわらず胸骨圧迫を始めることになった．そのうえで，トレーニングを積んだ救助者は人工呼吸を行うことが推奨されている．AEDなどの装着に時間がかかることもあるが，胸骨圧迫は複数人が交代で行うなど，中断の時間をできる限り短くすべきである．また一般救助者が死戦期呼吸を判断することができない可能性もあり，119番通報を受ける通信指令員に指示を受けながら行う役割についても強調されている．

表10　2010年，2015年の心肺蘇生ガイドライン改訂のポイント

1) 胸骨圧迫の深さは約5 cmで6 cm未満，速さは100〜120回/分
2) 胸骨圧迫を最優先
3) 胸骨を圧迫したら元の位置にしっかりと戻す
4) 胸骨圧迫の中断時間を10秒以内にする
5) 119番に通報し，電話口での指示を受けながら蘇生を行う

1

消化管

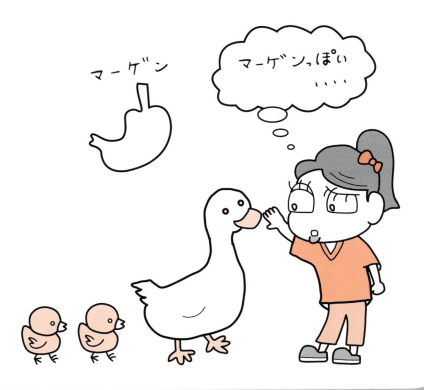

〔食道〕

問 1

食道の生理的狭窄部として誤っているものはどれか．2つ選べ．

a. 上部食道括約筋
b. 下部食道括約筋
c. 横隔膜脚付着部
d. 胸郭出口
e. 大動脈弓の圧迫

解説

食道の生理的狭窄は上部・下部の食道括約筋と，大動脈弓の部分である．

正解 c, d

問 2

食道の解剖・生理に関して誤っているものはどれか．2つ選べ．

a. 正常の食道内圧は 50 mmHg 程度である．
b. 食道内の pH は 5〜7 程度である．
c. 食道裂孔ヘルニアがあっても逆流防止機構に影響はない．
d. Auerbach の神経叢は平滑筋層に分布する．
e. 下部食道括約筋圧は嚥下時に低下する．

解説

食道内圧の正常値は 10〜20 mmHg 程度である．逆流防止機構を構成する三大要素は横隔膜脚，His 角，lower esophageal sphincter(LES)である．裂孔ヘルニアは His 角の鈍化を来し，胃食道逆流が起こりやすくなる大きな原因である．食道の pH は 4 以下になった場合，酸逆流ありと診断する．その他の選択肢は正解．

正解 a, c

問 3

胃食道逆流防止機構を構成する因子として<u>誤っている</u>ものはどれか．

a. 下部食道括約筋
b. 胃穹窿部
c. Willis 胃斜走筋
d. 横隔食道靱帯
e. 下肺靱帯

解説

　胃の穹窿部は His 角形成に関与している．Willis 胃斜走筋や横隔食道靱帯（横隔食道膜ともいう）は下部食道括約筋（LES）とともに逆流防止機構に関与する構造物であるが，下肺靱帯は関連しない．

正解　e

問 4

正しい記述はどれか．<u>2 つ選べ</u>．

a. 右反回神経は鎖骨下動脈の前面を上行する．
b. 食道固有動脈は肺動脈から分岐する．
c. 胸管は下部では食道右側を上行する．
d. 気管膜様部は胸部上部食道前壁に接する．
e. 頸横動脈は椎骨動脈からの分枝である．

解説

　右反回神経は鎖骨下動脈の前面を下行し，背面を上行する．食道固有動脈は大動脈から直接分岐している．胸管は下部では食道右側を上行し，上部で左側に回り込み，左の鎖骨下静脈角に流入する．気管膜様部食道の前面に接している．頸横動脈は甲状頸動脈から分岐する．

正解　c, d

問5

正しい記述はどれか．2つ選べ．

a. 胸部下部食道とは気管分岐部と横隔膜の中点によって口側境界が決定される．
b. 右反回神経は鎖骨下動脈の背側を上行する．
c. 左反回神経周囲のリンパ節は腹側を十分に郭清する．
d. 胸部中部食道癌において腹腔動脈周囲のリンパ節は3群である．
e. 胸部下部食道癌において上縦隔リンパ節は3群である．

解説

胸部食道の中部と下部の境界は，気管分岐部と「食道胃接合部」の中点によって決定される．反回神経周囲のリンパ節 (No. 106 rec) に関しては，右では背側，左では腹側を十分郭清する．胸部食道癌において頸部，縦隔，腹部のリンパ節は郭清範囲内であり，2群リンパ節に分類される．

正解 b, c

問6

食道癌の内視鏡検査所見について誤っている記述はどれか．2つ選べ．

a. 超音波内視鏡において食道壁の9層中4層目が粘膜下層である．
b. 畳の目の消失は進行癌を疑う所見である．
c. 拡大内視鏡所見においてループ様異常血管の増生はSM深部浸潤を疑う．
d. 腫瘍が食道粘膜下層にとどまっているものを表在癌という．
e. 白色調の早期食道癌は高分化型扁平上皮癌を疑う．

解説

畳の目消失は粘膜筋板への浸潤を示唆する所見であり，T1a-MM以深を疑う．ループ様異常血管は深達度T1a-EP，LPM (粘膜固有層まで) の所見である．SM浸潤となるとループ様異常血管構造は破壊される．

正解 b, c

問7 ヨード染色に染まらない病変はどれか．2つ選べ．

a. 異所性胃粘膜
b. glycogenic acanthosis
c. 平滑筋腫
d. 乳頭腫
e. 正常食道粘膜

解説

　ヨード（ルゴール）染色法は食道癌の範囲診断，上皮内進展などを評価する際に有用であるが，食道癌以外にも染まらない病変があるので，知っておく必要がある．ヨードは扁平上皮の表層および有棘細胞層内に蓄えられているグリコーゲンに反応して変色する．有棘細胞が増生する glycogenic acanthosis では濃染される（**図1-1b**）．正常粘膜に覆われている粘膜下腫瘍（平滑筋腫など）は染色される．扁平上皮が欠損する乳頭腫（**図1-1a**），食道炎，Barrett上皮などは染色されない．

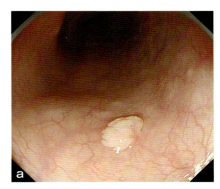 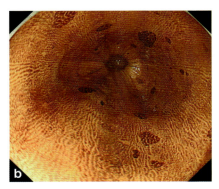

図1-1　乳頭腫と glycogenic acanthosis
乳頭腫は白色調で表面顆粒状の隆起性の病変である（a）．ヨードには染まらない．glycogenic acanthosis は同様に白色調の扁平な病変であるがヨード染色で濃染される（b）．

正解　a，d

問8 食道癌の手術適応について正しい記述はどれか．2つ選べ．

a. 胸部中部食道癌では腹腔動脈周囲を郭清する．
b. 化学放射線治療後の腫瘍遺残は根治手術の適応でない．
c. 深達度T4は手術適応にならない．
d. 全周性の早期癌は内視鏡治療の適応外である．
e. 内分泌細胞癌は集学的治療の適応である．

解説

　胸部食道癌において腹腔動脈周囲は郭清範囲内である．化学放射線治療後の腫瘍遺残に対してはサルベージ手術が行われる．T4であっても，肺や心膜など合併切除によりR0切除が期待できる場合には手術適応である．全周性の食道癌に対する内視鏡的粘膜切除は狭窄予防策を講じることで許容されるようになってきた．内分泌細胞癌は非常に予後が悪く，集学的治療が必須である．

正解　a, e

問9 食道癌について正しい記述はどれか．2つ選べ．

a. 癌が粘膜固有層にとどまるものをT1a-EPとする．
b. 5cm以上の表面陥凹型の病変を表層拡大型という．
c. 肺浸潤はT4bである．
d. 胃壁内への転移は遠隔転移として扱う．
e. 粘膜筋板から500μmまでにとどまる病変をSM1とする．

解説

　粘膜固有層にとどまる癌はT1a-LPMである．肺浸潤や胸膜，心膜など切除可能な隣接臓器浸潤はT4aである．ESD検体におけるSM1は，筋板からの浸潤距離が200μmまでの深さとしている．

正解　b, d

問 10

食道癌の手術について正しい記述はどれか．2つ選べ．

a. わが国で食道切除再建術は年間1万件ほど行われている．
b. 胸腔鏡手術は開胸手術より安全である．
c. 手術死亡は約3%である．
d. 喫煙は手術関連死亡のリスクである．
e. 縫合不全が手術死亡の主な原因である．

解説

食道癌手術のNCDデータ(Ann Surg 260：259-266, 2014)に関する出題があり，大まかな結果を知っておく必要がある．この論文は2011年のデータであり，今後更新される可能性もあるが，この時点では食道切除は1年間で5,300件ほど実施されており，手術関連の死亡は3.4%であった．喫煙やADLの低い症例，年齢，体重減少，血清ナトリウム値，血小板値などが手術後30日以内の死亡に関与しているとされている．縫合不全は全体で13%ほど発生していたが術死症例に多いわけではなかった．胸腔鏡手術は，開胸手術より出血量は少ないが，手術時間は長く，術後合併症や再手術，手術関連の死亡は有意に多く，開胸手術より安全とはいえない結果であった．

正解 c, d

問 11

食道胃接合部に関して正しい記述はどれか．2つ選べ．

a. 食道胃接合部の位置は病理学的診断が優先される．
b. 最大3cm以上伸展するBarrett粘膜があるものをLSBEという．
c. 食道裂孔ヘルニアがある場合は胃のひだを目安に部位を同定する．
d. Siewert分類2型とは，腫瘍の中心が食道胃接合部から食道側2cm，胃側1cm以内に存在する腺癌を指す．
e. 食道胃接合部の上下2cm以内に腫瘍の中心があるものを食道胃接合部癌とする．

解説

食道胃接合部の位置は，下部食道の円柱上皮化生や裂孔ヘルニアの存在があると検査モダリティにより誤差を生じる．治療前に位置を決定するには内視鏡診断を最も優先する．bは最大3cmではなく，全周性に3cm以上伸展するBarrett粘膜をLSBE(Long Segment Barrett's Esophagus)という．部分的に3cm以下であればSSBE(Short Segment Barrett's Esophagus)

である．cは正解．dのSiewert 2型とは食道側1 cm，胃側2 cm以内に中心を持つ腺癌である．なお，扁平上皮癌はSiewert分類の対象にならないので注意が必要である．さらに，わが国の取扱い規約では西分類を参考に上下2 cm以内と規定している．こちらは組織型を問わず分類可能である．

正解 c, e

問12 食道腺癌について正しい記述はどれか．2つ選べ．

a. 飲酒・喫煙が危険因子である．
b. 近年わが国で急激に増加している．
c. 肥満が危険因子である．
d. 固有食道腺から発生するものが多い．
e. 欧米で増加傾向にある．

解説

　飲酒・喫煙は扁平上皮癌の危険因子である．わが国では増加傾向は明らかではない（少なくとも急激な増加はない）．欧米では扁平上皮癌は減少し，腺癌が増加傾向にある．固有食道腺からも発生しうるが，Barrett粘膜，食道噴門腺，異所性胃粘膜など発生母地は多様であり，起源は不明なことが多い．欧米ではBarrett上皮からの発生が多い．

正解 c, e

問13 食道扁平上皮癌の危険因子として誤っているものはどれか．2つ選べ．

a. ALDH2 欠損型
b. 高 BMI
c. 黒人
d. GERD
e. アルコール依存症

解説

リスクは低 BMI や野菜の摂取不足である．その他，男性，低栄養，喫煙，口腔・咽頭の扁平上皮癌，葉酸欠乏などが挙げられている．高 BMI や GERD は，接合部の腺癌のリスクである．

正解 b, d

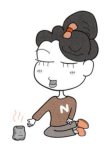

問 14

食道憩室について**誤っている**記述はどれか．2つ選べ．

a. 最も多いのは横隔膜上憩室である．
b. Zenker 憩室は仮性憩室である．
c. 原因は結核感染によるものが多い．
d. 手術適応になることが多い．
e. 牽引性憩室が多い．

問 15

食道憩室について正しい記述はどれか．2つ選べ．

a. Killian 三角部からの圧出性憩室が多い．
b. Rokitansky 憩室は真性憩室である．
c. Heller-Dor 手術の適応である．
d. 下部食道右壁に発生することが多い．
e. 気管分岐部の発生が多い．

解説

食道憩室は診療の機会が少ないが，試験では頻出問題であり要チェックである．代表的な分類については表 1-1 のとおりである．最も頻度が多いのは気管分岐部に牽引性に発生する Rokitansky 憩室である．牽引性は真性憩室であり，圧出性は仮性憩室である．なお Heller-Dor はアカラシアの手術である．Heller は食道の筋層を切開する術式，Dor はその後の逆流防止のため胃壁を食道前壁に縫い付ける術式を指す．

表 1-1 食道憩室の分類

名称	部位と機序	憩室の組織所見	頻度
Zenker 憩室	Killian 三角部（咽頭食道移行部後壁の筋層脆弱部）から圧出性に生じる	筋層を欠く（仮性）	20%
Rokitansky 憩室	気管分岐部のリンパ節の炎症（結核が原因のことが多い）により牽引性に生じる	筋層を認める（真性）	70%
横隔膜上憩室	下部食道の先天的な脆弱部（右壁が多い）から圧出性に生じる	筋層を欠く（仮性）	10%

問 14 正解 a, d
問 15 正解 b, e

問 16 後縦隔経路再建の欠点として正しいものはどれか．2つ選べ．

a. 縫合不全のリスクが高い．
b. 再建臓器に発生する癌の治療に難渋する．
c. 逆流が多い．
d. 手術侵襲が大きくなる．
e. 心臓を圧迫しやすい．

解説

縫合不全は他の再建ルートと比べ低頻度であるが，発症すると重症化しやすい．特に胸腔内吻合では要注意である．生理的ルートを利用するため手術侵襲は他の再建経路よりも小さい．心臓を圧迫しやすいのは胸骨後経路である．胸骨後経路と比較し逆流は多いといわれる．

正解 b, c

問 17 誤っている記述はどれか．2つ選べ．

a. 食道裂孔ヘルニアは滑脱型が多い．
b. Bochdalek 孔ヘルニアは左側に発生する．
c. Morgagni 孔ヘルニアは女性に多い．
d. 外傷性は右側に多い．
e. Toupet 手術は横隔膜を縫縮する．

解説

外傷性は左側に多い（右側は肝臓によりカバーされているため）．Toupet 手術は胃穹窿部を下部食道に半周〜3/4周ラップして逆流を防止する手術法．Nissen 手術は全周性にラップする．

正解 d, e

問 18 食道アカラシアに関して誤っている記述はどれか．2つ選べ．

a. カルシウム拮抗薬が有効である．
b. ロサンゼルス分類により重症度を分類する．
c. POEM とは内視鏡的に筋層切開を行う術式である．
d. Plummer-Vinson 症候群に伴うことが多い．
e. 約 3% に食道癌を合併する．

解説

ロサンゼルス分類は GERD の分類である．POEM は per-oral endoscopic myotomy の略で，経口内視鏡的筋層切開のことである．Plummer-Vinson 症候群は食道ウェブ（食道入口部の膜様狭窄を呈する病態）と鉄欠乏性貧血が合併する疾患でありアカラシアとは無関係である．

正解 b, d

問 19 誤っている組み合わせはどれか．

a. 下部食道離断 —— Hassab 手術
b. 全周性被覆 —— Nissen 法
c. 後壁中心の被覆 —— Toupet 法
d. POEM —— 粘膜下トンネル
e. 前壁中心の被覆 —— Dor 法

解説

Heller 手術はアカラシアに対する筋層切開を指す．Dor は胃壁によって腹部食道の前壁を中心に被覆する逆流防止手術で，2つを組み合わせて行うことが多い．食道の手術に関する固有名詞は多く頻出であるため，表 1-2 にまとめておく．

表1-2 人名のつく食道手術術式

術式名	内容	適応	備考
Nissen法	噴門形成術	食道裂孔ヘルニア, 逆流性食道炎	胃穹窿部を食道に全周性に巻き付けて逆流を防止する
Toupet法	噴門形成術	食道裂孔ヘルニア, 逆流性食道炎	胃穹窿部を食道後壁に3/4周性に巻き付けて逆流を防止する
Dor法	噴門形成術	アカラシア	Heller手術に並施されることが多い．食道前壁に胃穹窿部を半周性に巻き付ける
Heller法	筋層切開術	アカラシア	食道胃接合部の括約筋を縦方向に切開する
Hassab手術	血行郭清＋脾摘	食道静脈瘤	静脈瘤の血行郭清と脾摘を同時に行う．
Belsey Mark Ⅳ手術	開胸＋縫縮	食道裂孔ヘルニア, 逆流性食道炎	胸腔内からヘルニア門を縫縮する
Ivor Lewis手術	食道切除		欧米で標準的な食道切除術．郭清範囲は中下縦隔，吻合は胸腔内で行われる．

正解 a

問20

食道癌に対する内視鏡的粘膜下層剥離術後の病理組織学的所見のうち，単独で手術適応となるものはどれか．2つ選べ．

a. T1a-LPM
b. T1a-MM
c. SM浸潤距離450μm
d. リンパ管浸潤
e. 導管内進展

解説

基本的にT1a-EP，LPMまでがESDの適応であるが，T1a-MM，T1b-SM1(浸潤距離200μmまで)に対しては相対適応となりうる(ただし10～15%のリンパ節転移がある)．SM2以深ではリンパ節転移を30～50%と高率に認めるため原則手術適応である．脈管浸潤を認めた場合には手術適応である．食道腺の導管に癌が進展することがあるが，これは深部浸潤とはみなされず手術適応とは無関係である．

正解 c, d

問 21 胸部食道癌の根治術において，通常郭清するリンパ節はどれか．2つ選べ．

a. 鎖骨上リンパ節
b. 気管前リンパ節
c. 気管分岐部リンパ節
d. 幽門下リンパ節
e. 傍大動脈リンパ節郭清

解説

気管前のリンパ節，傍大動脈リンパ節は通常の食道癌手術では郭清しない．幽門下リンパ節は No. 6 であり，この部分は胃管作成のため操作しない部分である．

正解 a, c

問 22 食道切除を行う際に通常切離される構造物はどれか．2つ選べ．

a. 広背筋
b. 内胸動脈
c. 奇静脈
d. 下甲状腺動脈
e. 迷走神経

解説

通常奇静脈，右気管支動脈は切離されるが，温存することも技術的には可能である．迷走神経は反回神経，肺枝などを温存したのちに末梢では切離される．広背筋や内胸動脈を切離する必要はない．

正解 c, e

問 23 食道癌の術前化学療法において,標準的に使用される薬剤はどれか.2つ選べ.

a. 5-FU
b. オキサリプラチン
c. シスプラチン
d. イレッサ
e. ドセタキセル

解説

わが国の標準的な化学療法は第一に FP 療法(5-FU + シスプラチン)を 2 コース行う.ドセタキセルを加えた 3 剤併用療法に関する報告もあるが,標準的とはいえない.

正解 a, c

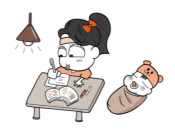

問 24

65歳の男性．2か月前から声がかすれ，食事のつかえ感を認めていた．前医の内視鏡検査で食道癌を疑われ当院紹介された．初診時，血圧 162/70 mmHg，脈拍 98 回/分，呼吸数 14 回，体温 37.3℃，血液検査所見は白血球 11,000/μL，Hb 9.8 g/dL，血小板 12.5 万/μL，血清総蛋白 6.0 g/dL，アルブミン 3.2 g/dL，クレアチニン 0.82 mg/dL，尿素窒素 22.0 mg/dL，CRP 6.2 mg/dL であった．胸部 X 線写真（図）を示す．病態として考えにくいのはどれか．2つ選べ．

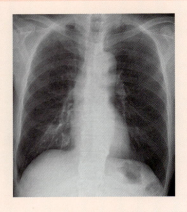

a. 縦隔膿瘍
b. 食道狭窄
c. 反回神経麻痺
d. 食道穿孔
e. 誤嚥性肺炎

解説

食道癌と肺炎の併発では，狭窄による食物の逆流，または反回神経麻痺による誤嚥を第一に考える．もちろん食道癌の穿孔とそれに伴う縦隔炎もありうる病態だが，本症例は右下肺の肺炎像を呈しており第一には誤嚥性肺炎を疑う．

正解 a, d

問 25　82 歳の男性．検診のバリウム検査で異常を認め，精査を行った．上部消化管内視鏡検査において，上切歯列より 28 cm の部位に図 A，B のような所見を認めた．病変部からの生検組織は中分化型扁平上皮癌であった．その他の画像検査では明らかなリンパ節転移，遠隔転移は認めていない．治療方針として誤っているものはどれか．2 つ選べ．

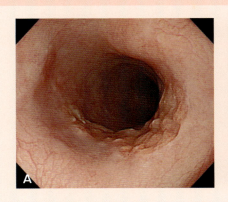
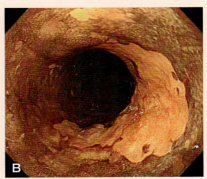

a. アルゴンプラズマ焼灼法
b. 内視鏡的粘膜下層剝離術
c. 胸腔鏡下食道切除術
d. 右開胸開腹食道亜全摘
e. 化学放射線療法

解説

　食道原発巣は扁平であるが比較的病変の厚みがありそうで，T1b（SM2 以深）〜T2 程度の腫瘍が疑われる．リンパ節転移がなければ初回治療としては手術が標準的である．安全に行うことができるのであれば胸腔鏡下の手術も考慮される．もちろん開胸手術も標準的である．82 歳と高齢であり，全身状態や本人の希望に応じて化学放射線治療を呈示することも必要であろう．内視鏡的粘膜下層剝離術（ESD）は適応外であり，アルゴンプラズマ焼灼では治癒は見込まれず最初に提示する方針ではない．

正解　a，b

問26 72歳の女性．食道癌に対して化学放射線療法後，サルベージ手術（右開胸開腹食道亜全摘）を施行された．術後3日目より経腸栄養を使用した．白血球9,200/μL，クレアチニン0.9 mg/dL，尿素窒素17 mg/dL，CRP 7.2 mg/dL，血液ガス所見はpH 7.38，pO₂ 79 mmHg，pCO₂ 35 mmHg，HCO₃⁻ 23.0 mmHg，BE －1.2であった．右胸腔ドレーン排液は術後3日目は850 mL，5日目は1,300 mL，7日目は1,550 mLであった．適切な処置はどれか．2つ選べ．

a. 経腸栄養の中止
b. 胸腔ドレーンの追加挿入
c. 経口造影検査
d. 胸部CT検査
e. 抗菌薬の投与

解説

経管栄養の開始後胸腔ドレーンの量が増量しており，乳び胸の可能性を考える必要がある．特に高度の進行癌に対するサルベージ手術では胸管の処理が不十分になった可能性もある．全身状態は安定しており，縫合不全を積極的に疑う所見はない．経管栄養を中止し，ドレーン排液の量を観察する．胸部CTにて胸腔ドレナージの評価を行うことが望ましい．通常ドレーンの追加や抗菌薬の投与は必要ない．

正解 a, d

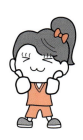

問 27 66歳の男性．食事のつかえ感にて受診した．上部消化管内視鏡検査にて上切歯列より30 cm の部位に図 A のような所見を認めた．精査目的に撮影した CT は図 B のとおりであった．本症例の初回治療として適切な方針はどれか．

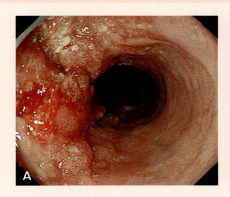
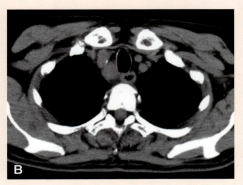

a. ESD
b. 食道切除・再建
c. 化学放射線療法
d. 化学療法
e. ステント挿入

解説

食道に不整な隆起主体の上皮性の腫瘍を認め，CT は気管の近傍（おそらく No. 106rR と思われる）リンパ節腫大を認めている．胸部食道の進行癌が疑われる．そのほかに明らかな非治癒因子がなければ，基本的にはまず術前化学療法を行い，手術の方針である．

正解 d

問28 66歳の男性．3か月前からの心窩部痛を主訴に受診した．上部消化管内視鏡検査写真（図）を示す．この病態について正しい記述はどれか．

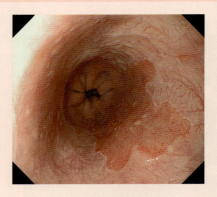

a. 異所性胃粘膜を認める．
b. ロサンゼルス分類 Grade B である．
c. 食道扁平上皮癌の発生母地になる．
d. Nissen 手術の適応である．
e. プロトンポンプ阻害薬の内服で退縮することがある．

解説

画像所見は胃粘膜から下部食道へ連続した円柱上皮の島状の伸び出しを認め，Barrett 粘膜である．全周性に 3 cm 以上認める Barrett 粘膜を LSBE，それ以下のものを SSBE と呼ぶ（→問 11，p 89 参照）．胃食道逆流症が誘因となり下部食道の扁平上皮が円柱上皮化生を来すことで生じるため，プロトンポンプ阻害薬の内服で退縮することがある．異所性胃粘膜は頸部食道にしばしば認める所見であり設問の所見とは異なる．また明らかな逆流性食道炎は指摘できず，ロサンゼルス分類は評価できない．扁平上皮癌ではなく，食道腺癌の発生母地となる．Nissen 手術は内服薬に反応しない高度の逆流性食道炎に対して適応となる．

正解 e

問29 呈示された上部消化管内視鏡写真（図）について正しい記述はどれか．<u>2つ選べ</u>．

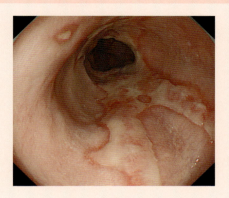

a. ロサンゼルス分類 Grade A である
b. プロトンポンプ阻害薬（PPI）の内服が第一選択である
c. 尿素呼気試験が陽性となる
d. カンジダ感染が原因となる
e. 食事指導を行う

解説

　逆流性食道炎の所見である．ロサンゼルス分類は Grade C に相当する（**表 1-3** 参照）．PPI 内服が第一選択となる．尿素呼気試験は *Helicobacter pylori*（*H. pylori*）の診断に用いる検査であり，無関係である．食道カンジダ症とも無関係である．肥満，内臓脂肪の増加，夜間の暴飲暴食などの食生活に影響を受ける部分が大きいため，食事指導は重要である．

表 1-3　逆流性食道炎のロサンゼルス分類

Grade N	内視鏡的に変化を認めないもの
Grade M	色調が変化しているもの
Grade A	5 mm 以内の粘膜障害
Grade B	5 mm 以上の粘膜障害がある
Grade C	隣接する2条以上の粘膜障害が連続して広がっている状態
Grade D	全周性の粘膜障害を認める

正解　b，e

〔胃〕

問 1

幽門側胃切除術において，残胃血流に関与する血管はどれか．2つ選べ．

a. 下横隔動脈
b. 左胃動脈
c. 右胃大網動脈
d. 上前膵十二指腸動脈
e. 短胃動脈

解説

下横隔動脈の食道噴門枝，短胃動脈は温存すべき血管である．そのほか後胃動脈も温存する血管である．

正解 a, e

問 2

胃癌における脾摘付加の適応となる病変として誤っているものはどれか．2つ選べ．

a. 食道浸潤 3 cm 以上
b. 胃底部の進行癌
c. びまん浸潤型癌
d. 脾門部のリンパ節転移
e. 尾側膵への直接浸潤

解説

胃癌における脾摘の適応は，胃全摘が必要となる大彎高位の進行癌や，脾門部（No. 10）のリンパ節転移が陽性の症例である．胃底部とは穹窿部のことであり，この部位の癌は最も脾臓に近く，脾門部の郭清を要する．また，尾側膵への直接浸潤は，ほかに非治癒因子がなければ膵脾合併切除が行われる．食道浸潤長や肉眼型は無関係である．臨床試験の結果が公表され，小彎側主体の病変に対しては胃全摘を行う場合でも脾摘は省略すべきと考えられている．

正解 a, c

問3

腸上皮化生の顕微鏡所見として誤っているものはどれか．2つ選べ．

a. 粘膜下層の二重化
b. 杯細胞
c. リンパ濾胞
d. Paneth 細胞
e. 刷子縁

解説

腸上皮化生の組織学所見は，杯細胞，Paneth 細胞，刷子縁の3つを認めることである．

正解 a, c

問4

胃壁から分泌される物質として誤っているものはどれか．

a. HCl
b. グレリン
c. ペプシノゲン
d. ガストリン
e. GIP

解説

GIP（gastric inhibitory peptide）は小腸から分泌され，胃の運動や分泌低下作用をもつ．

正解 e

問 5 誤っている組み合わせはどれか.

a. 鳥肌胃炎 —— 胃癌のリスク
b. Ménétrier 病 —— 蛋白漏出性胃腸症
c. A 型胃炎 —— 自己免疫性胃炎
d. B 型胃炎 —— *Helicobacter pylori*
e. 十二指腸潰瘍 —— ペプシノゲン検査

解説

鳥肌胃炎は胃粘膜にリンパ濾胞の増生が隆起を形成して鳥肌のように見える所見(図 1-2).若年者の *H. pylori* 感染に関連しているといわれ,胃癌の危険因子である.Ménétrier 病は蛋白漏出性胃腸症を来すことが知られている.A 型胃炎は自己免疫性胃炎で,壁細胞抗体が陽性になる.内因子の低下により悪性貧血を伴うことがある.B 型胃炎は *H. pylori* 感染によるものを指すことが多い.ペプシノゲン検査は胃粘膜の萎縮の程度を評価する検査である.

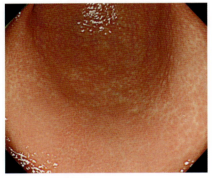

図 1-2　鳥肌胃炎

正解　e

問6 ABC検診について正しい記述はどれか．2つ選べ．

a. ペプシノゲン検査は胃粘膜の萎縮を評価するために行う．
b. *Helicobacter pylori* 陰性患者は常に *H. pylori* 陽性患者より発癌リスクが低い．
c. カテゴリー A，B，C，D の順に胃癌発生のリスクが高まる．
d. C または D は B の約 3 倍の胃癌発生リスクである．
e. A または B では胃内視鏡検査は不要である．

解説

　ABC検診は，ペプシノゲン検査と *H. pylori* 検査を組み合わせて，胃癌のリスクを A～D の 4 段階に分類する方法である（**表1-4**）．胃癌の最大の危険因子は *H. pylori* 感染であるが，感染が持続し高度に萎縮性胃炎が進行すると，*H. pylori* は自然に消失して検査は陰性になることがある．そこで，*H. pylori* と萎縮性胃炎の程度の双方を考慮してリスク分類を行う．ペプシノゲン検査はPG-ⅠとPG-Ⅱの比率によって胃粘膜の萎縮の程度を評価する検査である．胃癌のリスクは A，B，C，D の順で高くなり，C，D では B の約 10 倍となる．よって内視鏡検査は C，D の対象者には毎年定期的に行うことが推奨される．ただし，A，B であっても *H. pylori* と萎縮性胃炎を背景としない腫瘍が発生する可能性はあり，内視鏡検査が不要とはいえない．

表1-4　ABC検診

	A	B	C	D
H. pylori 抗体検査	−	+	+	−
ペプシノゲン法	−	−	+	+
胃癌の発生リスク	低 ──────────→ 高			

正解　a，c

問7 胃潰瘍の原因となる病態として誤っているのはどれか．2つ選べ．

a. *Helicobacter pylori* 感染
b. Zollinger-Ellison 症候群
c. 黄色腫
d. プロスタグランジン
e. NSAIDs

解説

黄色腫は無関係である．プロスタグランジン，重炭酸イオンは胃潰瘍の防御因子であり，誤り．その他の選択肢は有名な胃潰瘍の危険因子である．Zollinger-Ellison 症候群はガストリノーマからの過剰なガストリン分泌により胃潰瘍となる．

正解 c, d

問8 胃切除後の後遺症について正しい記述はどれか．2つ選べ．

a. 晩期ダンピングは血糖値の変化によって引き起こされる．
b. 残胃炎は Roux-en-Y 再建に多い．
c. 迷走神経腹腔枝の温存は術後胆石を予防する．
d. Billroth Ⅰ法では術後の内ヘルニアが多い．
e. Billroth Ⅱ法は逆流症状が強い．

解説

早期ダンピングは消化管ホルモンの過剰分泌，後期（晩期）ダンピングは血糖値の変動によって症状が引き起こされるといわれている．Roux-en-Y 再建は他の方法と比べて残胃炎が少ないのが特徴である．胆摘をしない場合，迷走神経肝枝は通常温存するが，腹腔枝の温存による胆石予防効果については明らかでない．内ヘルニアが多いのは小腸を切離する Roux-en-Y 法であり，Billroth Ⅱ法は十二指腸液が胃内を通過することになるため逆流症状が強く出ることがあり，Brown 吻合を付加することが推奨される．

正解 a, e

問9

胃癌について誤っている記述はどれか．2つ選べ．

a. 深達度 T1b のリンパ節転移は 5% 程度である．
b. Stage ⅠA 期の 5 年生存率は 95% 以上が見込まれる．
c. 進行胃癌に対して No. 12a および No. 11p はいずれも郭清範囲内のリンパ節である．
d. 食道浸潤胃癌に対しては横隔膜上リンパ節は郭清範囲内である．
e. 進行癌に対する予防的傍大動脈リンパ節郭清は有効である．

解説

深達度 T1b（SM 浸潤）では全体としてリンパ節転移は 20〜30% 存在する．進行胃癌の標準術式は D2 郭清であり，No. 12a と No. 11p はいずれも郭清範囲に含まれる（**表 1-5**）．食道浸潤があれば No. 110（横隔膜上リンパ節）も郭清範囲である．予防的傍大動脈リンパ節の郭清は臨床試験により効果が認められなかった．

表 1-5 リンパ節郭清範囲のポイント

	D1	D1+	D2
胃全摘*	No. 1〜7	No. 8a, 9, 11p	No. 10, 11d, 12a
幽門側胃切除術	No. 1, 3, 4sb, 4d, 5, 6, 7	No. 8a, 9	No. 11p, 12a
幽門保存胃切除術	No. 1, 3, 4sb, 4d, 6, 7	No. 8a, 9	—

腫瘍の局在により術式を決定し，術式によって系統的リンパ節郭清範囲が定義される．
＊食道浸潤があれば D1 に No. 110 を，D2 に No. 19, 20, 110, 111 を追加する．

正解 a, e

問10

胃 MALT リンパ腫について正しい記述はどれか．2つ選べ．

a. ホジキンリンパ腫の一種である．
b. 治療はアモキシシリン，クラリスロマイシン，プロトンポンプ阻害薬の併用である．
c. 放射線療法は有効である．
d. 治療奏効例でも長期予後は不良である．
e. *Helicobacter pylori* 陰性例が多い．

解説

MALT リンパ腫の多くは *H. pylori* 陽性であり，治療の第一選択は除菌（アモキシシリン，

クラリスロマイシン，プロトンポンプ阻害薬併用）である．除菌のみでの治癒も期待でき，予後は良好である．放射線治療は *H. pylori* 陰性例や除菌治療後の遺残例に対して行われ，良好な成績が報告されている．胃および胃周囲リンパ節に対して 30 Gy 程度の照射が行われる．MALT リンパ腫は B 細胞由来でありホジキンリンパ腫とは発生が異なる．

正解 b, c

問 11

切除不能胃癌に対する分子標的治療薬として使用されるものはどれか．2 つ選べ．

a. イマチニブ
b. レゴラフェニブ
c. ラムシルマブ
d. ベバシズマブ
e. トラスツズマブ

解説

胃癌の適応になっているのはラムシルマブとトラスツズマブのみである（2016 年現在）．

正解 c, e

問 12

胃 GIST について誤っている記述はどれか．

a. 腔内発育型は LECS のよい適応である．
b. 多くは CD34 および S-100 蛋白抗体陽性である．
c. 所属リンパ節の郭清は不要である．
d. 腫瘍内部の壊死所見は高リスクである．
e. 神経線維腫症に合併しやすい．

解説

LECS は腹腔鏡内視鏡合同手術（laparoscopy and endoscopy cooperative surgery）のことであり，壁内発育性の粘膜下腫瘍などに対して楔状切除よりも残胃の変形が少なくよい適応である．S-100 蛋白は神経鞘腫のマーカーである．リンパ節転移はまれで，郭清は通常必要ない．神経線維腫症 1 型（von Recklinghausen 病）にしばしば合併する．

正解 b

問 13 49歳の男性．前日からみぞおちの痛みが出現し，急激に症状が強くなった．初診時，血圧 152/90 mmHg，脈拍 105 回/分，呼吸数 18 回/分，体温 37.8℃．上腹部に圧痛と反跳痛を認める．腹部 CT 写真(図)を示す．次に行う処置として適切なものはどれか．2つ選べ．

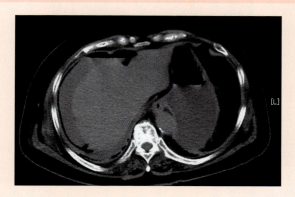

a．胸腔ドレナージ
b．上部消化管内視鏡検査
c．蛋白分解酵素阻害薬投与
d．イレウス管挿入
e．開腹ドレナージ

解説

　画像所見では肝表面の腹水と free air を認めており，消化管穿孔が疑われる．病歴と合わせて胃または十二指腸の穿孔の可能性が高い．保存的に加療できる胃十二指腸潰瘍穿孔もあるが，画像のように腹水が溜まっている場合には開腹ドレナージの適応であろう．ただし，穿孔部位の診断をつけておくために手術を前提で内視鏡検査を行うのも選択肢の1つである．

正解　b，e

問14 54歳の女性．検診のバリウム検査で胃の異常を指摘され受診した．上部消化管内視鏡写真（図A）および超音波内視鏡写真（図B）を示す．次に行う検査として正しいものはどれか．2つ選べ．

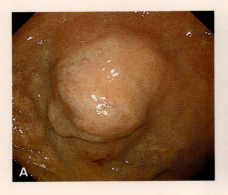
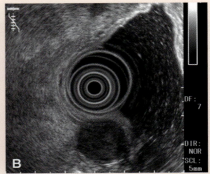

a. FDG-PET
b. 審査腹腔鏡検査
c. 内視鏡的逆行性胆管膵管造影
d. 超音波内視鏡下穿刺吸引生検
e. センチネルリンパ節生検

解説

　胃粘膜下腫瘍を認める．また超音波内視鏡にて筋層と連続する低エコー腫瘤であり，GISTが疑われる所見である．FDG-PETはGISTの初発診断，またフォローアップに有用である（2010年より保険適用）．審査腹腔鏡は腹膜播種が疑われる胃癌に対して行う検査である．GISTはリンパ節転移は来しにくいのでセンチネルリンパ節生検などは不要である．本症例の場合は胃部分切除で十分であろう．膵腫瘍が胃粘膜下腫瘍のように観察される可能性もありうるが，この時点で膵腫瘍を積極的に疑う情報はないので，内視鏡的逆行性胆管膵管造影を選択する根拠は乏しい．

正解 a, d

問 15

65歳の男性．検診目的に施行された上部消化管内視鏡検査写真（図A，B）を示す．所見として正しい記述はどれか．2つ選べ．

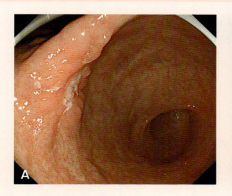
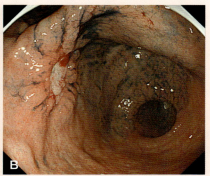

a. 陥凹性病変
b. 集中ひだの癒合
c. なだらかな周堤隆起
d. UL（＋）
e. 胃角部小彎後壁の病変

解説

胃角部小彎前壁よりの病変である．浅い陥凹性の病変で中心の白色部分はUL（＋）である．軽度のひだ集中といってもよいかもしれないが，癒合とまではいえない．なだらかな周堤隆起は3型の進行癌に用いられる用語であり不適切．本症例は0-IIcの深達度はSM程度と考えられる．

正解　a, d

問 16

上記症例の病変部から生検検体を採取したところ病理組織診断は低分化型腺癌であった．治療方針として正しいものはどれか．2つ選べ．

a. 腹腔鏡下幽門側胃切除術
b. 腹腔鏡下噴門側胃切除術
c. 腹腔鏡下幽門保存胃切除術
d. 内視鏡的粘膜下層剥離術（ESD）
e. 腹腔鏡・内視鏡合同手術

> **解説**

　大きさなどは不明であるが，粘膜下の盛り上がりがあり，SM 浸潤（T1b）はありそうなので，ESD は適応外であろう．仮に T1a であっても UL（＋）で低分化型腺癌優位であれば ESD の適応にならない．胃角部の病変であり，通常は幽門側胃切除術を行う．リンパ節転移がなく，幽門輪までの距離が十分に得られるのであれば幽門保存胃切除術も適応になるかもしれない．

正解　a，c

問 17　57 歳の女性．検診のバリウム造影検査で異常を指摘され精査を行った．胃体部に多発する SMT 様隆起を認めた．腫瘍径はいずれも 20 mm 以下であった．生検を行ったところ神経内分泌細胞への分化傾向のある腫瘍細胞とロゼット状の配列を認めた．本症例の治療方針として正しいものはどれか．

a．経過観察
b．胃部分切除
c．リンパ節郭清を伴う胃切除術
d．内視鏡的粘膜下層剥離術（ESD）
e．化学療法

> **解説**

　胃 NET（neuroendocrine tumor）を疑う臨床所見，病理所見である．胃 NET の治療方針は基本的には病変の切除である．消化器内視鏡的な切除が可能であれば行うが，本症例のように 10 mm を超える病変はリンパ節転移のリスクもあり胃切除＋リンパ節郭清を行うよう推奨されている（『膵・消化管 NET 診療ガイドライン』）．十二指腸にガストリノーマがあれば同時に切除を行う．おおまかに，胃 NET のリンパ節転移頻度は 5 mm で 5％，10 mm で 10％，20 mm で 15％ 程度と覚えておくとよい．胃 NET については模擬試験の問題 14（p 7，50）も参照のこと．

正解　c

問 18 77歳の男性．食欲不振，体重減少を主訴に上部消化管内視鏡検査を施行され，胃癌を発見された．腹部CT検査写真（図A，B）を示す．生検診断は高分化型管状腺癌であった．最初に使用する抗腫瘍薬として適切でないものはどれか．

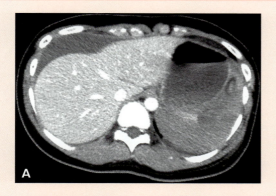

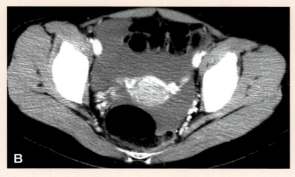

a. 5-FU
b. オキサリプラチン
c. イリノテカン
d. シスプラチン
e. TS-1

解説

　胃癌の一次治療は5-FU系（TS-1，カペシタビンを含む），プラチナ製剤（シスプラチン，オキサリプラチン）の併用療法が一般的である．二次治療としてイリノテカンも選択肢の1つではあるが，本症例のように腹水貯留例や消化器症状が強い場合にはイリノテカンは使用しにくい．

正解 c

問 19 48歳の男性．繰り返す嘔吐，体重減少を訴え外来受診．上部消化管内視鏡検査にて多量の食物残渣と，前庭部に腫瘍性病変を認めた．生検診断にて低分化型腺癌の所見を認めた．腹部 CT 検査写真（図 A, B）を示す．治療方針として適切なものはどれか．2 つ選べ．

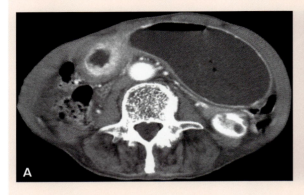
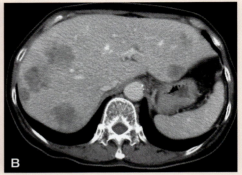

a. 審査腹腔鏡
b. 胃空腸バイパス
c. 化学療法
d. 幽門側胃切除術＋肝部分切除
e. 幽門側胃切除術

解説

　胃の著明な拡張と幽門部の造影効果を伴う壁肥厚像から胃癌による幽門狭窄を疑う．また肝内の低吸収域は肝転移を疑う．転移や播種を有する胃癌の第一選択は化学療法である．しかし，本症例は高度の幽門狭窄を来しており食事摂取が不可能である．栄養状態も不良であり，まずは胃空腸バイパス術を行い，その後に化学療法を行うことが望ましい．化学療法が著効した場合には切除の可能性もありうるが，現時点では適応外である．

正解 b, c

問 20 58歳の男性．食事のつかえ感，胸焼けを主訴に来院した．上部消化管内視鏡写真（図A，B）を示す．病変部からの生検診断は中分化型管状腺癌であった．この疾患について正しい記述はどれか．2つ選べ．

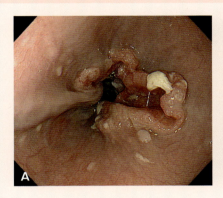
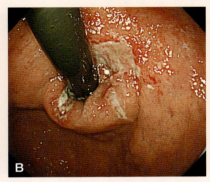

a. Siewert 2型に分類される．
b. 開胸による拡大リンパ節郭清が推奨されている．
c. Barrett上皮から発生するものがほとんどである．
d. 脾摘が必要である．
e. 胃全摘が標準的である．

解説

　食道胃接合部癌である．厳密には造影検査などを行い評価する必要があるが，腫瘍の中心は食道胃接合部付近（食道側1 cm，胃側2 cm以内）にありそうで，Siewert 2型と考えてよさそうである．組織型腺癌の場合は発生母地としてBarrett上皮の可能性もありうるが，わが国ではいまだ発生頻度は低く，胃癌の食道浸潤であると考えるほうが自然である．通常の胃癌手術と同様に胃全摘，D2郭清が標準的である．ただし，幽門周囲のリンパ節に転移を来す確率は非常に低く，郭清効果も得られないことから理論的には噴門側切除でも十分である．大彎の病変ではなく，脾摘は不要である．また食道浸潤があっても，開胸操作による下縦隔の郭清効果は臨床試験で否定された．経腹的に操作が可能であれば開胸の必要はない．

正解 a，e

〔大腸〕

問 1

正しい記述はどれか．2 つ選べ．

a. 下直腸静脈は内陰部静脈に流入する．
b. 右精巣静脈は下大静脈に流入する．
c. 下腸間膜静脈は腎静脈に流入する．
d. 左卵巣静脈は門脈に流入する．
e. 上直腸静脈は内腸骨静脈に流入する．

解説

　　左右の精巣・卵巣静脈はいずれも門脈を介さず，下大静脈系に流入する．下直腸静脈は内陰部静脈を介して内腸骨静脈に流入し下大静脈に流入する．下腸間膜静脈は脾静脈に流入する．上直腸静脈は下腸間膜静脈に流入する．S 状結腸静脈も左結腸静脈も同様に下腸間膜静脈系である．

正解 a，b

問 2

誤っている組み合わせはどれか．2 つ選べ．

a. Surgical trunk ── 末梢は回結腸静脈流入部
b. Henle's gastrocolic trunk ── 右胃大網静脈と副右結腸静脈の合流
c. Arc of Riolan ── 上腸間膜動脈と下腸間膜動脈のアーケード
d. lower Houston's valve ── 腹膜翻転部
e. Bauhin's valve ── 結腸脾彎曲部

解説

　　Surgical trunk は右側結腸癌の手術における郭清根部にあたる部分である．上腸間膜静脈の領域であり，中枢側は Henle's gastrocolic trunk（Henle 胃結腸静脈幹）から末梢側は回結腸静脈流入部を指す．Arc of Riolan（Riolan 動脈弓）は上腸間膜動脈と下腸間膜動脈のアーケードである．b，c の組み合わせは正しい．腹膜翻転部の目安は，内視鏡所見における Middle Houston's valve の高さである．Bauhin's valve は回盲部の弁のことである．

正解 d，e

問3

直腸の解剖につき正しい記述はどれか．2つ選べ．

a. 外科的肛門管は恥骨直腸筋から歯状線までを指す．
b. 直腸の外縦走筋が外肛門括約筋に連なる．
c. 内肛門括約筋は平滑筋である．
d. 肛門挙筋は骨盤底筋群を構成する．
e. ヘルマンラインは肛門柱よりも肛門側である．

解説

解剖学的な肛門管は内胚葉と外胚葉の境界，つまり肛門縁から歯状線までを指すが，外科的肛門管は括約筋間溝から恥骨直腸筋付着部上縁までを指す．直腸の外縦走筋は肛門に近づくと肛門挙筋の辺縁と合流して内外肛門括約筋の間から周囲に放射状に走る線維性組織と筋組織の混在したものになるとされている．これは連合縦走筋とする説もある．ヘルマンライン（Herrmann 線）は肛門柱の口側端にあたる．

正解 c, d

問4

Lynch 症候群の診断に関連のないものはどれか．2つ選べ．

a. マイクロサテライト不安定性検査
b. ポリープの多発
c. 若年発症
d. 潰瘍性大腸炎の既往
e. 尿管癌

解説

Lynch 症候群の確定診断にはミスマッチ修復遺伝子に対する遺伝子検査が必要である．遺伝子検査による確定診断がなく，Lynch 症候群を疑う場合には臨床的情報とマイクロサテライト不安定性（MSI）検査から評価する．診断基準として有名なものは現在アムステルダム基準Ⅱと改訂ベセスダの基準がある．MSI 検査で異常がなくても Lynch 症候群が否定されるわけではない．上記基準を満たす場合や家族歴・既往歴から Lynch 症候群を強く疑う場合には関する腫瘍のサーベイランスを行うべきである．大腸癌，子宮癌，小腸癌，尿管・腎盂の癌の既往，家族歴は重要である．若年発症も要注意である．

正解 b, d

問5 Lynch症候群関連癌として誤っているものはどれか．2つ選べ．

a. 小腸癌
b. 子宮癌
c. 胃癌
d. 甲状腺癌
e. 腎癌

解説

アムステルダム基準Ⅱに記載されている，Lynch症候群と関連性のある腫瘍は，大腸癌，小腸癌，子宮癌，腎盂・尿管癌である．なお，改訂ベゼスダガイドラインにおけるLynch症候群関連腫瘍には胃癌，卵巣癌，膵癌，胆管癌，脳腫瘍などが含まれている．

正解 d, e

問6 誤っている組み合わせはどれか．

a. 顎骨腫 —— Gardner症候群
b. 中枢神経腫瘍 —— Turcot症候群
c. 過誤腫性ポリープ —— Peutz-Jeghers症候群
d. *APC*遺伝子変異 —— familial adenomatous polyposis
e. 常染色体劣性遺伝 —— Cronkhite-Canada症候群

解説

Cronkhite-Canada症候群は非遺伝性でわが国からの報告が多い．その他の組み合わせは正しい．

正解 e

問7 潰瘍性大腸炎の重症度分類に含まれないものはどれか．

a. 排便回数
b. 発熱
c. 血圧
d. 血便
e. 脈拍

解説

排便回数，発熱，血便，脈拍，赤沈，貧血の6因子で軽症から重症までを分類する．さらに，①15回/日以上の血性下痢が続いている，②38℃以上の発熱，③10,000 mm³以上の白血球増多，④強い腹痛がある，の4項目を満たすと劇症であり，危険な状態である．

正解 c

問8 colitic cancer の危険因子として誤っているものはどれか．2つ選べ．

a. 若年発症
b. 全大腸炎型
c. 直腸炎型
d. 女性
e. 左側大腸炎型

解説

colitic cancer の危険因子として，若年発症，長期罹患期間，左側大腸炎以上の罹患範囲，原発性硬化性胆管炎の合併，大腸癌の家族歴，偽ポリポーシス，back wash ileitis（炎症が回盲弁を越えて小腸に波及すること）などが挙げられる．

正解 c, d

問9

潰瘍性大腸炎の合併症として誤っているものはどれか．2つ選べ．

a. 結節性紅斑
b. 黄色靱帯骨化症
c. 結膜炎
d. 原発性硬化性胆管炎
e. 伝染性膿痂疹

解説

潰瘍性大腸炎の大腸外病変は多彩である．①アフタ性口内炎，②虹彩炎やぶどう膜炎などの眼症状，③関節炎，④結節性紅斑，⑤壊疽性膿皮症，⑥静脈血栓，⑦強直性脊椎炎，⑧原発性硬化性胆管炎，などが有名である．

正解 b, e

問10

Crohn病の手術について正しいものはどれか．2つ選べ．

a. 手術の原因として最も多いのは悪性腫瘍の合併である．
b. 術後の免疫抑制薬の使用は再手術率を劇的に減らした．
c. Heineke-Mikulicz法は難治性痔瘻に対する術式である．
d. 小腸の狭窄部はできる限り切除せず狭窄形成を行う．
e. インフリキシマブは痔瘻閉鎖維持に有効である．

解説

Crohn病の手術理由として最も多いのは狭窄病変であり，次いで瘻孔形成である．頻度は少ないが，穿孔，大量出血，中毒性巨大結腸症，癌の合併があれば手術の絶対適応である．相対的適応として症状を伴う狭窄（内視鏡的拡張術が有効な場合もある），膿瘍，内瘻，外瘻のほか発育障害や内科治療無効例，肛門周囲膿瘍，排膿の多い有痛性痔瘻などがある．

正解 d, e

問 11

大腸癌取扱い規約の内容として誤っている記述はどれか．2つ選べ．

a. 下部直腸とは腹膜翻転部より恥骨直腸筋付着部までを指す．
b. 直腸S状部は岬角から第2仙椎下縁までである．
c. リンパ節転移があれば深達度にかかわらずStage Ⅲ以上である．
d. Rb直腸癌において側方リンパ節転移は遠隔転移である．
e. 腹水細胞診陽性であればStage Ⅳである．

解説

下部直腸癌に関しては側方リンパ節の転移はN3であり遠隔転移の扱いにはならない．胃癌と異なり，規約上は腹水細胞診陽性が予後に与える影響は明確ではなく，M1にはならない．したがってStageを規定する因子にはならない．

正解 d, e

問 12

大腸癌の治療に用いられる分子標的薬とそれと関連する有害事象として正しい組み合わせはどれか．2つ選べ．

a. ベバシズマブ —— 血圧低下
b. セツキシマブ —— 皮膚障害
c. ベバシズマブ —— 消化管出血
d. パニツムマブ —— 手足症候群
e. パニツムマブ —— 血栓症

解説

ベバシズマブは抗VEGF抗体（血管新生を阻害）であり，血管に関連した有害事象が多い．高血圧や様々な部位での出血に要注意である．セツキシマブ，パニツムマブは抗EGFR抗体（上皮細胞の増殖を阻害）であり，皮膚の障害（ざ瘡様皮疹や乾燥，瘙痒）などが多い．手足症候群はスニチニブ，ソラフェニブ，レゴラフェニブで特徴的な手足の皮膚の障害で，感覚の障害（しびれ，痛みなど）や赤み，むくみ，角化，ひびわれ，水ぶくれ，爪の変形や色素沈着などを引き起こす．

正解 b, c

問 13

直腸癌手術について誤っている記述はどれか.

a. Stage Ⅱに対して下腸間膜動脈を根部で結紮してリンパ節郭清を行う.
b. 子宮浸潤に対して合併切除を行う.
c. 腫瘍の下縁が腹膜翻転部より肛門側にある進行癌は直腸切断術の適応である.
d. 縫合不全のリスクが高い患者に予防的人工肛門を造設する.
e. 腫瘍の下縁が腹膜翻転部より肛門側にあり,固有筋層を越えて腫瘍が浸潤している場合は側方リンパ節郭清を行う.

解説

Stage Ⅱ/Ⅲの直腸癌は下腸間膜動脈までリンパ節を郭清するD3郭清が標準手術である.腫瘍下縁が腹膜翻転部に存在しても超低位前方切除や,括約筋間直腸切除術(ISR)により肛門温存が可能な症例もある.深達度が固有筋層を越えて浸潤していれば側方リンパ節郭清の適応とされている.子宮,腟,膀胱などの骨盤内臓器に直接浸潤を認めても合併切除により根治の可能性もある.縫合不全のリスクが高い症例や肛門機能の著しい低下が予測される症例では予防的人工肛門を造設することがある.

正解 c

問 14

直腸脱に関して誤っている記述はどれか.

a. 直腸全層が脱出することはない.
b. 膀胱脱,子宮脱を伴うことがある.
c. Thiersch法は肛門輪縫縮術のことである.
d. 経肛門的手術としてGant-三輪手術が主流である.
e. 経腹的に直腸を固定する手術が有効である.

解説

直腸脱は粘膜のみが脱出する不完全直腸脱と全層が脱出する完全直腸脱がある.高齢女性に多い.手術は経肛門的に粘膜を縫縮する方法(Gant-三輪)がわが国では主流である.Thiersch法がGant-三輪法と並施されることも多い.経肛門的処置で再発する場合や脱出腸管が長い場合には経腹手術(直腸を引き上げて固定する)が選択されることもある.膀胱や子宮などの骨盤臓器脱出が合併することもある.

正解 a

問 15

痔瘻について誤っている記述はどれか．

a. 低位筋間型が多い．
b. 皮膚の開口部分を一次口，肛門管内の小孔を二次口と呼ぶ．
c. 肛門周囲膿瘍の治療中に痔瘻になることがある．
d. 発癌のリスクがある．
e. 複雑痔瘻には Seton 法が行われる．

解説

痔瘻の原因となる肛門管内の小孔を一次口，瘻管の皮膚への開口部分を二次口と呼ぶ．80％は低位筋間痔瘻である．肛門周囲膿瘍の切開後に瘻孔化して痔瘻になることもある．Crohn 病などが原因の痔瘻は長期の経過において癌の発生のリスクがある（痔瘻癌）．皮下，または粘膜に限局したⅠ型痔瘻は瘻管の切開開放のみでよいが，ベースに Crohn 病などがある場合の複雑痔瘻には Seton 法などの遅延型開放術式を選択する．瘻管が長い場合にはくり抜き法が行われる．

正解 b

問 16

偽膜性腸炎について正しいものはどれか．2つ選べ．

a. グラム陽性桿菌が原因である．
b. 抗菌薬投与が発症のリスクとなる．
c. 診断に内視鏡検査は不要である．
d. メトロニダゾールと止痢薬を併用する．
e. 中毒性巨大結腸症を起こすことがある．

解説

原因となる *Clostridium difficile* はグラム陰性桿菌である．健常人でも検出されるため便培養ではなく便中 CD 毒素で診断できる．ただし偽陰性になることも多く内視鏡検査も併用する．基本的に抗菌薬と止痢薬の併用は行わない．まれであるが麻痺性イレウスや巨大結腸により手術に至る症例もある．

正解 b, e

問 17 アメーバ赤痢について正しいものはどれか．2つ選べ．

a. 水様下痢と腹痛が主症状である．
b. 近年海外渡航者の発症が増加している．
c. 経門脈的に進展し肝膿瘍を来す．
d. 好発部位は回盲部や直腸である．
e. 保健所への届出義務はない．

解説

アメーバ赤痢は粘血便を伴うイチゴゼリー様の下痢と腹痛が特徴である．以前は海外渡航者の発症が多かったが，現在は国内発症も増加している．性行為感染症（STD）の一種として男女ともに感染する危険性がある．感染症法の規定により細菌性赤痢と同様，アメーバ赤痢も全数報告対象（5類感染症）であり，診断した医師は7日以内に最寄りの保健所に届け出なければならない．

正解 c, d

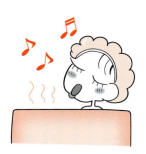

問 18

59歳の男性．既往症はない．検診で便潜血陽性を指摘され，下部消化管内視鏡検査を施行された．肛門縁から約15 cmの直腸S状部に図のような病変を認めた．生検の病理診断は高分化型腺癌であった．内視鏡医が拡大内視鏡検査も施行し，pit patternから深達度はSM深部浸潤と判断した．明らかな遠隔転移，リンパ節転移はその他の画像検査からは認められなかった．最初に行う治療として適切なものはどれか．

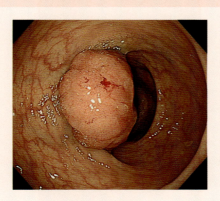

a．腹会陰式直腸切断術
b．術前化学療法
c．内視鏡的粘膜下層切開剝離術
d．前方切除術
e．ポリペクトミー

解説

直腸S状部の大腸癌，T1bN0M0 Stage I である．SM深部浸潤が疑われており内視鏡的粘膜下層切開剝離術（ESD）やポリペクトミーの適応はない．耐術能には問題がなさそうであり，外科切除（高位前方切除など）が第一選択である．術前化学療法の明確なエビデンスはなくStage I～IIIであれば初回治療は手術である．腹会陰式直腸切断術はいわゆるMilesの手術であり，肛門と直腸を切除し永久人工肛門にする術式である．下部直腸癌に対する術式であり設問の症例では過大な手術である．

正解 d

問 19 70歳の男性．検診で便潜血陽性を指摘されたことがあったが，放置していた．昨日血便を認めたため受診した．下部消化管内視鏡検査が予定され前処置用の下剤を内服していたところ，急激な腹満を訴えた．腹部 CT 写真（図 A，B）を示す．次に行うべき方針として誤っているものはどれか．2 つ選べ．

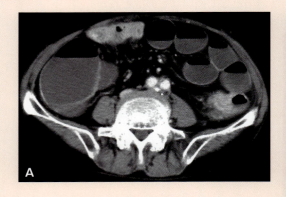
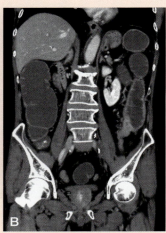

a. イレウス管挿入
b. 緊急手術の準備
c. 注腸 X 線撮影
d. 中心静脈カテーテルの挿入
e. 大腸ステント挿入

解説

CT では下行結腸の遠位に造影効果を伴う腫瘤影を認め，口側腸管の著明な拡張を認めている．大腸癌によるイレウスを疑う所見である．下剤内服後の急激な腹痛は口側腸管の穿孔リスクが高い状態である．切迫破裂の可能性を念頭に緊急で減圧を行う必要がある．緊急手術による腫瘍切除または人工肛門造設が第一選択である．緊急手術がすぐに対応困難な場合には大腸ステント挿入や経口あるいは経肛門イレウス管による減圧を試みてもよい．ただし設問のように左側結腸癌が原因の場合，経口イレウス管での減圧は不十分になる可能性があり注意が必要である．注腸 X 線撮影や中心静脈カテーテルの挿入などは後回しでよい．

正解 c, d

2

肝胆胰脾

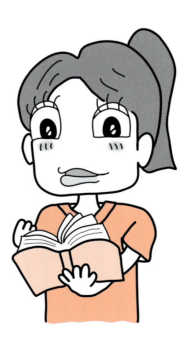

〔肝臓〕

問 1 肝臓の造影 MRI について正しいものはどれか．2つ選べ．

a. 超常磁性酸化鉄は Kupffer 細胞に取り込まれる．
b. ガドリニウム・EOB・DPTA は肝細胞癌に取り込まれ造影効果を発揮する．
c. ガドリニウムは腎機能にかかわりなく使用可能である．
d. SPIO-MRI は肝嚢胞には取り込まれない．
e. ガドリニウム造影剤は陰性造影剤である．

解説

　超常磁性酸化鉄（SPIO）は Kupffer 細胞に取り込まれるが，腫瘍や嚢胞では Kupffer 細胞がないため取り込まれず存在診断に有用である．（造影剤の存在部位が低信号＝陰性造影剤）．商品としてリゾビスト®を用いる．最近は EOB・DPTA（造影剤：プリモビスト®）が主流である．正常の肝細胞に取り込まれ高信号を呈する陽性造影剤である．細胞外液にも造影剤が分布し，血行動態を反映した質的診断能が高められる．急性腎不全や GFR が 30 未満の慢性腎不全患者には原則使用しない．

正解　a, d

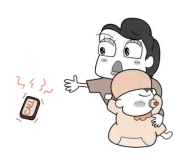

問2　28歳の女性．上腹部の違和感を自覚し受診した．腹部単純CT写真（図A, B）を示す．正しいものはどれか．2つ選べ．

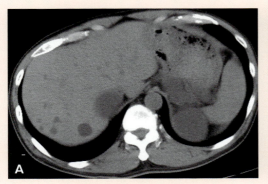
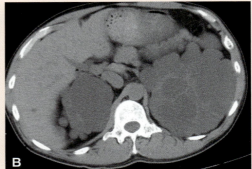

a. 常染色体劣性遺伝形式である．
b. 脳動脈瘤が併存することが多い．
c. 妊娠・経口避妊薬が増悪因子である．
d. 起立性低血圧の原因になる．
e. 約5％に悪性腫瘍化を認める．

解説

　肝臓と腎臓に多発する囊胞を認め，多発性囊胞腎の所見である．肝臓のみに囊胞があるものを，多囊胞性肝疾患，腎臓にも発生するものを多発性囊胞腎と分類する．紛らわしいが整理して覚えておく．いずれも常染色体優性遺伝で，頻度は肝外病変を有する多発性囊胞腎のほうが多い．多発性囊胞腎は女性ホルモン，ステロイドホルモンが増大に関与する．脳動脈瘤，僧帽弁逸脱症，大腸憩室の合併が多い．高血圧の精査で発見されることも多い．Gigot I 型は比較的肝容量が保たれており，あまり手術適応にならないことが多い．II 型は肝切除，III 型は肝移植になることがある．悪性腫瘍の発生とはあまり関連性がないとされている．

正解　b, c

問 3 多嚢胞性肝疾患について正しいものはどれか．2つ選べ．

a. 診断に家族歴は重要である．
b. 心臓弁膜症の併存が多い．
c. 症状がなくても予防的肝切除の適応となる．
d. 嚢胞開窓術は硬化療法よりも効果的である．
e. 若年男性に多い．

解説

家族歴を有する場合は，少数の肝嚢胞でも本症と診断される．脳動脈瘤や僧帽弁逸脱症などの併存が多いのは多発性嚢胞腎である．症状がなければ治療対象にならない．肝切除，開窓術，嚢胞内吸引・硬化療法の順で有効である．

正解 a, d

問 4 肝血管腫について正しい記述はどれか．2つ選べ．

a. 5 cm 以上は破裂の危険性が高い．
b. 血小板減少を来す．
c. 多発しやすい．
d. 毛細管性血管腫が多い．
e. エストロゲン製剤との関連がある．

解説

肝血管腫は肝臓の良性腫瘍の中で最も頻度が高く，出題されやすい．ほとんどは海綿状血管腫であり，毛細管性血管腫は比較的まれである．多くは単発である．まれに破裂し緊急手術の対象となるが，10 cm 以下の腫瘍の破裂リスクは低い．巨大な肝血管腫内では凝固が亢進し，血小板減少，出血傾向，DIC を来すことがある．先天性のものが多いが，後天性にはエストロゲン製剤との関連が指摘されている．

正解 b, e

問5 肝臓の超音波所見について，正しい組み合わせはどれか．

a. chameleon sign —— 肝細胞腺腫
b. ハロー —— 転移性肝腫瘍
c. 内部無エコー —— 肝血管腫
d. spoke-wheel pattern —— 限局性結節性過形成
e. bull's eye sign —— 肝膿瘍

解説

カメレオンサイン(chameleon sign)は肝血管腫において，体位変換によりエコーの輝度が変化する現象を指す．エコープローベの圧迫による輝度変化は disappearing sign という．ハローは肝細胞癌の所見．内部無エコーになるのは肝嚢胞であり，肝血管腫では高エコーが特徴である．spoke-wheel は車軸様血流のことであり，限局性結節性過形成の所見である．bull's eye sign は転移性肝腫瘍の所見である．

正解 d

問6 肝細胞癌に対する肝移植の適応について正しいものはどれか．2つ選べ．

a. 長期予後が期待できない症例には積極的に行うべきである．
b. ミラノ基準内の実施は3年生存率が80%程度見込まれる．
c. 病変数3個(2 cm，3 cm，4 cm)，脈管侵襲陰性，リンパ節転移陰性はよい適応である．
d. 主に脳死肝移植が行われている．
e. 治療を行った場合は3か月の観察期間が必要がある．

解説

基本的に長期予後が期待できる症例に肝移植は行われる．対象は肝硬変に合併した肝細胞癌であり，適応はミラノ基準(3 cm 以下3個以下，または5 cm 以下1個で，脈管侵襲やリンパ節・遠隔転移がない)が有名である．先進施設ではこの適応を少し拡大しつつある．主に生体肝移植が行われており，治療後の症例は3か月以上の経過観察ののちに適応を判断する必要がある．

正解 b, e

問 7

生体肝移植の適応として誤っているものはどれか．2つ選べ．

a. 胆管細胞癌による肝不全
b. 繰り返す誤嚥性肺炎を有する患者
c. アルコール性肝硬変
d. ドナーとの血液型不適合
e. 切除不能直腸癌の肝転移症例

解説

肝移植の問題は頻出である．制御不能な肝胆道以外の感染症や悪性腫瘍は適応外である．血液型不適合は小児では大きな問題にならないが，成人では十分なリスク説明のうえ実施することができる．

正解 b, e

問 8

肝機能を評価する検査法として誤っているものはどれか．

a. ICG 負荷試験
b. アミノ酸クリアランス試験
c. ガラクトース負荷試験
d. PFD 試験
e. ^{99m}Tc-GSA シンチグラフィ

解説

^{99m}Tc-GSA シンチグラフィはアシアロシンチグラフィのことである．PFD 試験は膵外分泌機能検査．その他の選択肢はすべて肝機能を評価する検査である．

正解 d

問 9 誤っている組み合わせはどれか．

a. 転移性肝腫瘍 ── 内部石灰化
b. 肝細胞癌 ── PIVKA-Ⅱ
c. 胆管細胞癌 ── T2 低信号
d. 胆管細胞癌 ── 乏血性腫瘍
e. 肝細胞腺腫 ── 経口避妊薬

解説

胆管細胞癌，肝細胞癌ともに MRI T2 強調画像では高信号を呈する．

正解 c

問 10 肝細胞癌の予後不良因子として誤っているものはどれか．

a. 被膜形成あり
b. 脈管侵襲
c. 多発
d. 門脈第二次分枝以降の浸潤
e. リンパ節転移

解説

被膜形成のない肝細胞癌のほうが予後が悪い．その他はすべて予後不良因子である．

正解 a

問 11 大量肝切除術の際に，残肝容量を向上させる手段として正しいものはどれか．2つ選べ．

a. 術前肝動注療法
b. 門脈塞栓術
c. 肝動脈・肝静脈塞栓術
d. 肝実質離断術
e. Pringle 法

解説

門脈塞栓術は腫瘍への門脈血流を遮断し，残肝予定となる肝臓の容量を術前に増大させていく方法である．肝右葉切除以上，あるいは50〜60%以上の肝切除を予定している場合には検討すべきである．また黄疸を来している症例などもよい適応である．肝実質離断はALPPS手術〔Association liver partition and portal vein occlusion (ligation) for staged hepatectomy〕と呼ばれる2期的切除法で，まず肝実質を離断しておくことでシャントの形成抑制，動門脈阻血域の早期萎縮，代償性肥大が得られるとされている．動脈や門脈の塞栓術は膿瘍形成などの合併症が多いわりに効果が十分に得られないとの報告が多い．門脈塞栓や肝実質離断術と併用して行われることはありうる．

正解 b, d

問 12 肝細胞癌の危険因子として誤っているものはどれか．

a. アルコール
b. 肥満
c. アフラトキシン
d. 糖尿病
e. 多発性肝嚢胞

解説

肝癌の発生は慢性肝炎や肝硬変を背景としたものが多く，その原因の多くはC型肝炎ウイルスである．B型肝炎ウイルス，アルコール性によるものもある．また非アルコール性脂肪肝炎（NASH）も危険因子になる．高齢者，アルコール多飲，喫煙，肥満，糖尿病が危険因子として知られている．アフラトキシンは真菌が産生する物質で肝癌の危険因子となる．

正解 e

問 13 肝癌について正しい記述はどれか．2つ選べ．

a. わが国の死亡者数は年々増加傾向にある．
b. 非アルコール性脂肪肝炎からの発症が増えている．
c. 原発性肝癌の多くは肝細胞癌である．
d. 印刷工場での労働がリスクになる．
e. 転移性肝癌の原発巣は胃癌が最も多い．

解説

多くの癌が高齢化に伴い死亡者数が増加しているなか，肝癌の死亡者数は年々減少傾向にある．肝炎ウイルスの感染予防や治療の発達の影響が大きいと思われる．そのため非B非C型の肝癌が相対的に増加傾向にあり，NASH（非アルコール性脂肪肝炎）などを背景に発症することがある．印刷業務がリスクとなるのは胆道癌であり，原因物質はジクロロプロパンといわれている．転移性肝癌の原発巣として最も多いのは大腸癌である．

正解 b，c

問 14 肝細胞癌の治療について誤っているものはどれか．2つ選べ．

a. 肝障害度B，単発，腫瘍径5cmでは手術が第一選択である．
b. 肝障害度A，腫瘍数2または3個，腫瘍径3cm以下はラジオ波焼灼の適応である．
c. 肝障害度C，腫瘍個数1個は肝切除の適応である．
d. 肝障害度A，腫瘍個数2個，いずれも腫瘍径2cmは肝動脈塞栓療法の適応である．
e. 肝障害度B，腫瘍数5個，最大径5cmは肝動脈化学塞栓療法の適応である．

解説

肝障害度Cは，肝移植の適応症例以外は手術の対象にならない．肝障害度A，Bにおいては，単発であれば手術，単発で3cm以下の場合はラジオ波焼灼も可能である．腫瘍数が2または3個の場合は肝切除が第一選択だが，3cm以下の病変に対しては同様にラジオ波焼灼，3cmを超えるものに対しては塞栓療法も選択肢になる．4個以上の場合は原則として塞栓療法，化学療法が行われる．

正解 c，d

問 15　66歳の女性．慢性C型肝炎と診断されていたが，2年間受診できていなかった．倦怠感があり受診し，スクリーニングの超音波検査で肝腫瘍を発見された．血液検査所見は，白血球 6,200/μL，Hb 11.1 g/dL，血小板 6.5 万/μL，総ビリルビン 1.3 mg/dL，血清アルブミン値 3.5 g/dL，AST 34 U/L，ALT 76 U/L，PT活性値 72%，NH_3 56 μg/dL，PIVKA-Ⅱ 674 mAU/mL，AFP 682 ng/mL，ICG-R 15分値 8.8% であった．腹部造影CT写真（図A，B）を示す．この症例について正しい記述はどれか．<u>2つ選べ</u>．

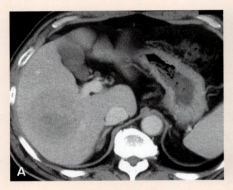 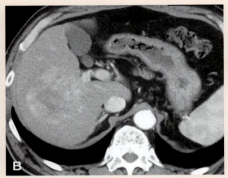

a. Child-Pugh 分類 A である．
b. Child-Pugh 分類 B である．
c. 取扱い規約上の肝障害度 A である．
d. 取扱い規約上の肝障害度 B である．
e. 取扱い規約上の肝障害度 C である．

解説

　Child-Pugh 分類と肝障害度の判定は頻出問題である．必要な項目とその基準値を覚えておく必要がある．Child-Pugh 分類には腹水と脳症の項目がある．設問からははっきりしないが，画像で確認できる範囲で腹水はなく，NH_3 も基準値内であることからどちらもなしと判断する．異常値はアルブミンとPT活性値が若干低値であり蛋白合成能に若干の障害を認めるようである．その他，ICG-R 15分値，ビリルビンなど解毒能は異常がなく，Child-Pugh 分類 A，肝障害度 B と考えられる．

正解　a, d

問 16

問 15 の症例の治療法として適切なものはどれか．

- a. 右肝切除
- b. 亜区域切除
- c. 外側区域切除
- d. 部分切除
- e. 肝移植

解説

画像は動脈相-静脈相で high-low パターンを示しており，肝細胞癌を疑う所見である．肝障害度 A，B であれば系統的肝切除が第一選択である．肝細胞癌が門脈域に沿って進展し門脈侵襲や肝内転移を伴うことから，根治性を高めるために担癌領域の系統的切除が推奨されている．本症例の場合には右葉を腫瘍が占拠しており右肝切除が正解．腫瘍の長径は 5 cm 以上あり，ミラノ基準（3 cm 以下 3 個以下または 5 cm 以下 1 個）にあてはまらず肝移植の適応はない．

正解 a

問 17

問 16 の手術の際に，<u>切離しないもの</u>はどれか．<u>2 つ選べ</u>．

- a. 右肝動脈
- b. 門脈臍部
- c. 胆嚢管
- d. 右肝管
- e. 中肝静脈

解説

右側のグリソン（右肝動脈，門脈右枝，右肝管）はすべて切離される．中肝静脈は切離されないが，切除肝から下大静脈に流入する短肝静脈は丁寧に処理していく必要がある．胆摘は通常並施されるため胆嚢管は切離される．

正解 b，e

〔胆膵脾〕

問1 膵・消化管の神経内分泌腫瘍の悪性度を評価する指標として正しいものはどれか．2つ選べ．

a. *c-kit* 遺伝子
b. Ki-67 指数
c. *KRAS* 遺伝子
d. 核分裂像
e. 発生部位

解説

WHO の病理組織分類が 2010 年に改訂され，カルチノイドという名称がなくなり，膵・消化管の神経内分泌腫瘍（GEP-NET）として疾患概念がまとめられた．NET には腫瘍の増殖動態から G1/G2/G3 分類があり，悪性度を反映している（表 2-1）．NET G3 は NEC（neuroendocrine carcinoma）と同義であるが，基本的に NET は高分化の腫瘍とされているため，NEC の呼称が用いられることが多い．これらは核分裂像と Ki-67 指数によって分類される．

表 2-1 NET の Grade 分類

Grade	核分裂像	Ki-67 指数（%）
NET G1	<2	≦2%
NET G2	2〜20	3〜20%
NEC（NET G3）	>20	>20%

正解 b, d

問2

誤っている組み合わせはどれか.

a. ガストリノーマ ── Zollinger-Ellison 症候群
b. インスリノーマ ── Whipple の三徴
c. グルカゴノーマ ── 遊走性壊死性紅斑
d. ソマトスタチノーマ ── WDHA 症候群
e. 膵 NET ── von Hippel-Lindau 病

解説

WDHA 症候群は VIP 産生腫瘍である.その他の選択肢はすべて正しい.

正解 d

問3

急性膵炎の診断基準に含まれない項目はどれか.2つ選べ.

a. 急性に発症した上腹部痛と,圧痛の所見
b. 尿中アミラーゼ値の上昇
c. 血清カルシウム濃度の低下
d. 慢性膵炎の既往
e. 腹部超音波検査で膵腫大と前腎傍腔の炎症を認める

解説

急性膵炎の診断基準は,①急性に発症した上腹部痛,②尿中または血中の膵酵素上昇,③画像所見のうちの2つ以上で診断される.カルシウム濃度は重症度判定には用いられるが診断基準には含まれない.慢性膵炎の既往も含まれない.

正解 c, d

問4 急性膵炎について正しい記述はどれか．2つ選べ．

a. 重症例は死亡率2％程度である．
b. 胆石の落下によるものが最も多い．
c. 感染性膵壊死に対して壊死組織切除を行う．
d. 腹腔内出血を来しやすい．
e. 仮性嚢胞は自然消退することがある．

解説

アルコール多飲によるものが最も多い．急性膵炎の死亡率は全体では2％程度であるが，重症例では約10％である．感染性膵壊死と判断した場合には手術を行い壊死組織の除去を行う．仮性膵嚢胞を形成することもあるが，多くは自然消退する．その他の合併症として腸間膜の出血，血腫形成などがあるが，腹腔内出血にまで至るケースは少ない．

正解 c, e

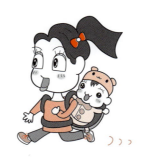

問 5 60 歳の男性．4 年前から糖尿病と診断され内服加療中であった．経過中，黄疸を発症し受診した．上部消化管内視鏡写真（図 A）と腹部造影 CT 写真（図 B，C）を示す．治療方針として適切なものはどれか．2 つ選べ．

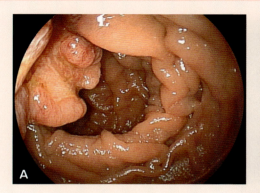
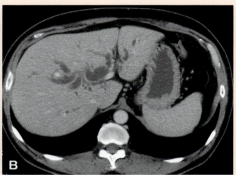
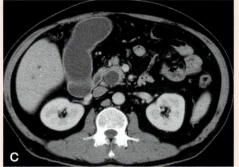

a. endoscopic biliary dranage
b. 拡大右葉切除
c. 膵頭十二指腸切除
d. endoscopic sphincterotomy
e. 化学療法

解説

　内視鏡所見では十二指腸 Vater 乳頭の部位に腫瘍性病変を認め，Vater 乳頭癌による閉塞性黄疸が第一に疑われる．治療は膵頭十二指腸切除が第一選択であるが，胆管拡張が著明，黄疸を発症しており，まず内視鏡的胆道ドレナージ術（endoscopic biliary dranage；EBD）の施行を検討すべきである．肝門部胆管癌ではなく，拡大右葉切除の適応ではない．総胆管結石でもないので，内視鏡的乳頭切開術（endoscopic sphincterotomy；EST）の適応もない．有効性が証明された化学療法はなく，第一選択にはならない．

正解 a，c

問 6

59歳の女性．1か月前から背部痛を認めかかりつけ医を受診した．腹部造影CT写真（図）を示す．腹部以外に異常所見は認めなかった．画像所見について誤っているものはどれか．2つ選べ．

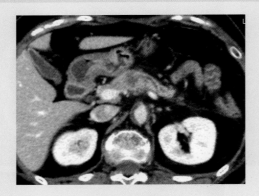

a. 膵頭部に腫瘍の主座がある．
b. 膵管拡張を認める．
c. 尾側膵の萎縮を認める．
d. 門脈系への浸潤を疑う．
e. 嚢胞性腫瘍である．

解説

膵実質と比較して相対的に低濃度の腫瘍性病変を膵体部に認める．腫瘍の末梢膵管が拡張し，実質は萎縮している．脾静脈と門脈に接しており，浸潤を疑う所見である．嚢胞成分はなく，通常型膵癌を疑う．

正解 a, e

問 7

問6の症例の治療方針はどれか．

a. 化学放射線療法
b. 化学療法
c. 膵頭十二指腸切除
d. 膵体尾部切除
e. 膵分節切除

解説

膵体部癌の手術はリンパ節郭清を伴う，膵体尾部切除である．補助療法として化学療法は必要であるが，第一に手術を選択すべきである．

正解 d

問8

51歳の男性．家族に顔が黄色いことを指摘され，来院した．既往症は特になし．上腹部に腫瘤を触知するが，圧痛はない．日常生活は自立している．腹部造影CT写真（図）を示す．まず行うべき治療方針として正しいものはどれか．

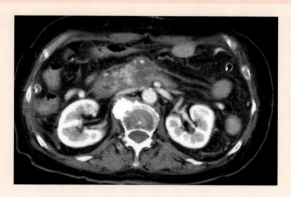

a. 膵頭十二指腸切除
b. 温熱療法
c. 化学療法
d. 化学放射線療法
e. 緩和ケア

解説

腹部CT画像ではSMA周囲の広範囲にわたって低吸収域が広がっており，膵癌を疑う所見である．膵癌のSMA浸潤は手術適応にならない．通常は化学療法を開始すべきである．全身状態は比較的良好に保たれており，第一に緩和ケアというよりまずは化学療法の開始でよいだろう．もちろん経過中に疼痛などの症状が出現すれば早期に緩和ケアを行う．温熱療法や放射線治療のエビデンスは乏しく，第一選択にはならない．

正解 c

問9 51歳の女性．検診の腹部超音波検査で異常を指摘され受診した．腹部造影CT写真（図A, B）を示す．この疾患について正しいものはどれか．2つ選べ．

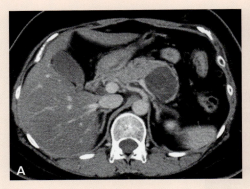
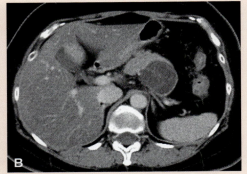

a. 主膵管との交通を認めることが多い．
b. 組織学的に卵巣様間質を認める．
c. 厚い被膜と内部には隔壁を有する．
d. 漿液性囊胞である．
e. 急性膵炎後に進展しやすい．

解説

　画像は膵粘液性囊胞腫瘍（mucinous cystic neoplasm；MCN）の所見である．厚い被膜に覆われ，内部は隔壁を伴っている．オレンジ状（cyst in cyst）と表現されることがある．ほとんどは40〜50代の女性に発生する腫瘍で，原則手術適応である．病理学的に卵巣様間質の存在は診断に必須である．膵炎になることは少ない．

正解 b, c

問10 70歳の男性．3か月前より上腹部の違和感があり，受診した．腹部造影CT写真(図A，B)，および内視鏡的逆行性膵管造影(ERP)写真(図C)を示す．適切な治療方針はどれか．

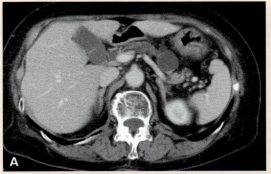
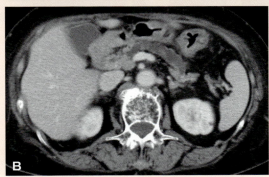
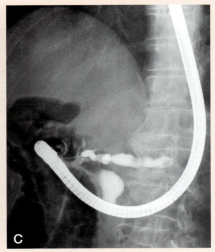

a. 膵頭十二指腸切除＋リンパ節郭清
b. 十二指腸温存膵頭部切除
c. 化学療法
d. 経過観察
e. 膵腫瘍核出術

解説

　CT画像では主膵管の拡張を認め，ERCPにおいても主膵管の数珠状の拡張を認めている．主膵管型IPMN (intraductal papillary mucinous neoplasm) を第一に考える所見である．主膵管型のIPMNは浸潤癌を合併している可能性が高く，原則として手術適応である．拡張膵管の部位は膵頭部に近く，リンパ節郭清を伴う膵頭十二指腸切除が必要である．

正解 a

問 11 58歳の女性．特に既往症はない．検診の超音波検査で異常を指摘され受診した．腹部造影CT写真(図A)と磁気共鳴胆管膵管撮影(MRCP)写真(図B)を示す．この疾患について誤っているものはどれか．

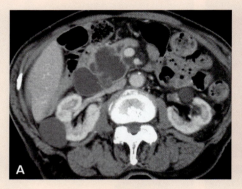
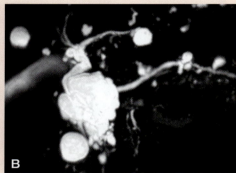

a. 悪性化することが多い．
b. 大腸内視鏡を行う．
c. 膵癌のリスクになる．
d. 壁在結節は悪性を疑う所見である．
e. 3 cm 以上は手術の絶対適応である．

解説

膵頭部に囊胞成分を有する腫瘍性病変を認め，分枝膵管型IPMN(BD-IPMN)である(**表2-2**)．他臓器に同時性の悪性腫瘍を有することがあり，特に大腸癌の重複が多い．内視鏡にてスクリーニングが必要である．また，本症例のように3 cm以上であっても，年齢や全身状態を考慮し，ほかに悪性を示唆する所見がなければ経過観察も可能である．

表2-2 BD-IPMN

悪性の疑いを示す画像所見	悪性の可能性が高い所見
・囊胞径が3 cm以上 ・主膵管径5〜9 mm ・壁在結節 ・造影される囊胞壁肥厚 ・閉塞性膵炎 ・リンパ節腫大	・閉塞性黄疸 ・囊胞内の造影される腫瘍 ・主膵管径10 mm以上

正解 e

問 12

問 11 の症例の治療方針はどれか.

a. 膵頭十二指腸切除＋リンパ節郭清
b. 膵縮小手術
c. 化学放射線療法
d. TS-1＋ゲムシタビン
e. 経過観察

解説

表 2-2 に示す悪性の可能性が高い所見があれば手術適応である．本症例は生来健康な 58 歳であり，腫瘍径 3 cm 以上で手術適応と判断された．

正解 a

問 13

29 歳の女性．健康診断で貧血を指摘され来院した．受診時白血球 3,200/μL，Hb 9.2 g/dL，血小板 6.5 万/μL，総ビリルビン 2.2 mg/dL，アルブミン 4.0 g/dL，AST 34 U/L，ALT 76 U/L であった．既往症：5 年前に胆石発作で手術歴あり．腹部造影 CT 写真(図)を示す．この疾患について正しいものはどれか．2 つ選べ．

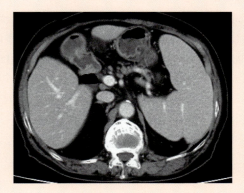

a. 家族歴の聴取が重要である．
b. 海外渡航歴を聴取すべきである．
c. 骨髄穿刺を行う．
d. 肝静脈，下大静脈の閉塞が原因である．
e. 脾摘の適応である．

解説

貧血，脾腫，若年発症の胆石の既往があることなどから遺伝性球状赤血球症が疑われる．脾腫と，血球減少を認めていることから脾摘の適応はある．リンパ腫やマラリアでも脾腫を来すことがあるが，積極的に疑う所見はない．肝静脈や下大静脈の閉塞はBudd-Chiari症候群の所見である．

正解 a, e

問14

胆嚢癌について正しい記述はどれか．**2つ選べ**．

a. 筋層浸潤（mp癌）は早期癌である．
b. 男性に多い疾患である．
c. 胆管拡張型の膵胆管合流異常症に発生しやすい．
d. コメット様エコー像が特徴的である．
e. 胆石を合併することが多い．

解説

胆嚢には粘膜筋板がなく，深達度m，mpまでの浸潤は早期癌の扱いになる（リンパ節転移の有無は問わない）．早期癌ではリンパ節転移はほとんど認めないが，漿膜下層はリンパ流が豊富で，ss癌以深はリンパ節転移をしばしば認める．女性に多い癌種である．70％程度に胆石の合併を認める．膵胆管合流異常に胆嚢癌は合併しやすいが，特に胆管非拡張型に多い（非拡張型の胆道癌合併は40％程度，そのうち90％以上は胆嚢癌）．コメット様エコー像は胆嚢腺筋症の所見である．

正解 a, e

問15

膵胆管合流異常について**誤っている**ものはどれか．**2つ選べ**．

a. 膵液が胆嚢内に流入する．
b. 20％程度の症例で胆道拡張を伴う．
c. 胆道非拡張型は胆嚢癌の合併が多い．
d. 胆道拡張を伴うほうが胆道癌のリスクが高い．
e. 拡張した総胆管は早期に切除すべきである．

解説

　膵胆管合流異常症では，十二指腸壁外で膵管と胆管が合流しているため，Oddi 括約筋（壁内の組織）の収縮により膵液が胆道方向に流入する．胆道拡張は合流異常症の 80% 以上に合併し，胆道癌のリスクになるため発見された場合速やかに切除を予定すべきである．非拡張型の場合，ほとんどは胆嚢に発癌するため，胆摘の適応となる．胆管を切除すべきかどうかはコンセンサスがない．

正解　b, d

問 16　正しい組み合わせはどれか．2 つ選べ．

a. Reynolds の五徴 ── 意識障害
b. pearl necklace sign ── 胆嚢癌
c. confluence stone ── 3 管合流部結石
d. comet-like echo ── 黄色肉芽腫性胆嚢炎
e. courvoisier sign ── 急性胆嚢炎

解説

　胆嚢・胆道疾患に関する用語をまとめておく：胆嚢炎の身体所見は Murphy 徴候（右季肋部の圧痛），Charcot の三徴（上腹部痛，発熱，黄疸），それに加えてショック，意識障害があれば Reynolds の五徴と呼び急性閉塞性化膿性胆管炎を疑う．confluence stone は 3 管合流部結石 RAS の増殖，pearl necklace sign, comet-like echo は胆嚢腺筋症の所見．courvoisier sign は下部胆管癌などによる胆管閉塞が原因で生じる胆嚢緊満，腫大を触知する所見．

正解　a, c

問 17　緊急手術が必要な疾患はどれか．2 つ選べ．

a. 気腫性胆嚢炎
b. 胆嚢捻転症
c. 黄色肉芽腫性胆嚢炎
d. 総胆管結石症
e. 原発性硬化性胆管炎

解説

　気腫性胆囊炎はガス産生菌による胆囊炎であり，通常の胆囊炎よりも壊疽性胆囊炎や穿孔のリスクが高い．また，胆囊捻転症は，肝床部の固定が不十分な遊走胆囊の状態が捻転を起こして血行障害を来す病態で，壊疽性胆囊炎に陥りやすい．ともに通常緊急手術の適応である．黄色肉芽腫性胆囊炎は，結石の嵌頓などにより胆囊内圧が上昇し，胆囊壁内に浸潤した胆汁を貪食した組織球が肉芽腫を形成し胆囊壁の肥厚を認める．胆囊癌との鑑別も考慮に入れて慎重に術式を検討する必要がある．総胆管結石症は第一に内視鏡的治療が試みられる．原発性硬化性胆管炎は内科的治療が第一選択である．

正解 a, b

問 18

脾摘の適応となる疾患・病態として<u>誤っている</u>ものはどれか．

a. 血栓性血小板減少性紫斑病
b. 遺伝性球状赤血球症
c. 遠位部脾動脈瘤
d. 特発性門脈圧亢進症
e. インターフェロン導入目的

解説

　脾臓に関しては脾摘の適応がしばしば出題されるので復習しておきたい（→『第1集増補版』p 72 表2-4参照）．有名なものでは特発性血小板減少性紫斑病（ITP），自己免疫性溶血性貧血，門脈圧亢進症，外傷，胃癌手術時の合併切除などがある．肝硬変に対する脾摘は肝機能の改善をもたらすことが知られており，また汎血球減少を改善し，インターフェロンの完遂を目的に行うこともある．そのほか遠位部の脾動脈瘤，Gaucher病などの代謝性疾患も覚えておくとよい．"血栓性"血小板減少性紫斑病は適応にならない．

正解 a

3

心臓・血管

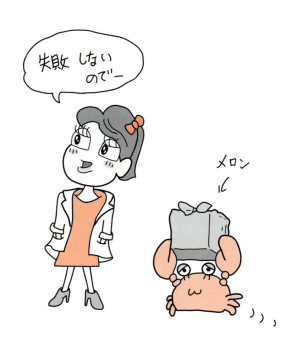

〔心臓血管〕

問1

正しいものはどれか．

a. 卵円窩は通常，胎生期に閉鎖する．
b. 心臓は中胚葉由来の臓器である．
c. 左前主静脈が発達し上大静脈を形成する．
d. 総肺静脈は右房に吸収され，最終的に左右の肺静脈となる．
e. 共通房室弁口は左右に分離され，大動脈弁口と僧帽弁口が形成される．

解説

卵円窩は，胎生期は右房と左房をつなぐシャントとして機能し，出生後に閉鎖する．心臓の発達に伴って，静脈は主に右側に偏って発達する．右総主静脈と右前主静脈の一部が発達し上大静脈を形成する．左前主静脈は退縮するが，残存する場合があり，これを左上大静脈遺残 (persistent left superior vena cava；PLSVC) という．総肺静脈は左房に吸収され，左右肺静脈となる．共通房室弁口は左右に分離され，僧帽弁口と三尖弁口が形成される．以上から a，c，d，e は誤り．b の選択肢は正しい．

正解 b

問2

正しいものはどれか．

a. 大動脈弁，僧帽弁，肺動脈弁は中心線維を介して連続性をもつ．
b. 僧帽弁前尖は僧帽弁輪の約 1/3 周に付着する．
c. 大動脈弁の右冠尖は僧帽弁前尖と線維性連続を有する．
d. 大動脈弁は通常二尖からなる．
e. 心臓の最も前面にあるのは，大動脈弁である．

解説

大動脈弁，僧帽弁，三尖弁は中心線維を介して連続性をもつ．僧帽弁前尖は僧帽弁輪の約 1/3 周，後尖が約 2/3 周を占める．僧帽弁前尖と線維性連続を有するのは大動脈弁の無冠尖である．僧帽弁は二尖からなり，大動脈弁，三尖弁，肺動脈弁は三尖からなる．心臓の最も前面

にあるのは肺動脈弁である．以上からbの選択肢が正しい．

正解 b

問3

正しいものはどれか．2つ選べ．

a. 大動脈は弓部分枝を心膜反転部上方で出す．
b. 肺動脈幹は大動脈の左背側に位置する．
c. 左腕頭静脈は弓部分枝の後方を走行する．
d. 左総頸動脈と左鎖骨下動脈が共通幹を形成している例は比較的多い．
e. 前脊椎動脈へ流入する最も太い前根動脈はAdamkiewicz動脈と呼ばれる．

解説

肺動脈幹は大動脈の左腹側に位置する．左腕頭静脈は弓部分枝の前方を走行する．左総頸動脈と腕頭動脈が共通幹を形成している例が比較的多く，約1/4にみられる．a，eの選択肢は正しい．

正解 a, e

問4

誤っているものはどれか．

a. 骨盤からの血流は内腸骨静脈に流入する．
b. 左右の腎静脈は同じレベルで下大静脈に流入することが多い．
c. 左腎静脈は通常分枝がなく，授動が容易である．
d. 重複下大静脈とは，左下大静脈遺残によるものである．
e. 奇静脈は上大静脈に流入する．

解説

左腎静脈は左精巣（卵巣）静脈，左副腎静脈など分枝が多く，確保，授動する際には注意が必要である．c以外の選択肢は正しい．

正解 c

問5

冠血行再建術式に関して，**誤っている**ものはどれか．**2つ選べ**．

a. 間接的冠血行再建術とは，側副血行路の増生を図る術式である．
b. 選択的冠状動脈造影法の確立により，CABGに代表される直接的冠血行再建術が発展してきた．
c. 現在，左内胸動脈を左前下行枝にバイパスする術式はgolden standardとされている．
d. 現在世界的に，単独CABGの60％強がoff-pumpで行われている．
e. すべてのバイパスを動脈グラフトで行う術式が標準となっている．

解説

間接的冠血行再建術とは，かつて行われていた側副血行路の増生を図る術式であり，Vineberg手術などが知られているが，現在は行われていない．その後，CABGに代表される直接的冠血行再建術が発展してきた．CABGにおいては，LITA-LADが最も重要な吻合とされる．わが国においては，待機的初回単独CABGの60％強がoff-pumpで施行されているが，欧米では20％程度と，隔たりが大きい．すべてのバイパスで動脈グラフトを使用することの有用性を示す報告もあるが，いまだコンセンサスは得られておらず，静脈グラフトも多用されている．

正解 d，e

問6

人工弁に関して，正しいものはどれか．**2つ選べ**．

a. 機械弁は，現在では二葉弁が主流である．
b. 生体弁は耐久性に優れていることが特徴である．
c. 近年，わが国では生体弁の使用率が低下している．
d. 機械弁では，将来の再手術のリスクが比較的高い．
e. 挙児希望の若年女性には，生体弁が選択されることがある．

解説

人工心肺を使用した心臓手術の歴史は1960年に始まり，当時はボール弁が使用されていたが，その後一葉弁が登場し，耐久性と抗血栓性が向上した．1977年から二葉弁が臨床使用され，現在わが国では二葉弁のみが販売されている．生体弁は機械弁に比して耐久性に劣るのが特徴であり，若年者に使用する場合は特に再手術のリスクを認識することが重要である．近

年，わが国ではその機能性向上から生体弁の使用率が増加している．機械弁置換後はワルファリン服用が必須であるが，催奇形性が報告されており，挙児希望の場合には若年者でも生体弁が選択されることがある．

正解　a, e

問7

大動脈疾患に関して，誤っているものはどれか．2つ選べ．

a. Marfan症候群は，大動脈疾患だけでなく弁膜症を合併することもある．
b. 大動脈疾患の手術数は現在でも増加の一途を辿っている．
c. 大動脈解離とは，大動脈壁が内膜レベルで剥離し血液が流入した状態である．
d. DeBakey I型では，解離は上行大動脈にとどまる．
e. Marfan症候群は，fibrillin-1遺伝子の異常が原因である．

解説

Marfan症候群は，弾性線維の構成蛋白であるfibrillin-1遺伝子の異常が原因であり，大動脈瘤や大動脈解離，大動脈弁輪拡張症による大動脈弁閉鎖不全症などを合併する．大動脈解離とは，大動脈壁が中膜レベルで剥離し，血液が流入した状態である．DeBakey I型では，entryが上行大動脈にあり，腹部まで広範囲に解離が進展している．

正解　c, d

問8

誤っているものはどれか．2つ選べ．

a. 鈍的外傷による心損傷部位は，左房が最も多い．
b. 鈍的胸部大動脈損傷で最も多い部位は，大動脈峡部である．
c. 心臓良性腫瘍の中で最も頻度が高いのは脂肪腫である．
d. 左房粘液腫は，基本的に早期の手術が望まれる．
e. 収縮性心膜炎では，右心室圧測定におけるdip and plateau patternが特徴的である．

解説

鈍的心臓損傷の損傷部位は，解剖学的位置関係から右房が最も多い．心臓良性腫瘍の中でも最も頻度が高いのは粘液腫であり，40〜50％程度を占める．以上からa，cの選択肢は誤り．b， d，e の選択肢は正しい．

正解 a，c

問 9

誤っているものはどれか．2 つ選べ．

a. 成人では，無症状の動脈管開存は手術適応とならない．
b. 心房中隔欠損症は，乳児期を超えると自然閉鎖はまれである．
c. 右左短絡を認める心室中隔欠損は，一般的に手術適応はない．
d. Fallot 四徴症では，チアノーゼを来す．
e. 心室中隔欠損は，成人で最も頻度の高い先天性心疾患である．

解説

動脈管開存症は，未熟児では左右シャントを有する症候性のものが治療適応となる．成熟児～成人では無症候性であっても，左右シャントを有し左心系の拡大を認めるものは治療適応となる．成人で最も頻度の高い先天性心疾患は，心房中隔欠損症である．以上から a，e の選択肢は誤り．b～d の選択肢は正しい．

正解 a，e

問 10

冠動脈バイパス術に使用するグラフトにつき，誤っているものはどれか．2 つ選べ．

a. 右胃大網動脈は左回旋枝領域に吻合することが多い．
b. 左内胸動脈–左前下行枝は golden standard とされる．
c. 大伏在静脈は長期開存性の問題から，現在はほとんど使用されていない．
d. 橈骨動脈は，比較的スパスムを発生しやすいグラフトである．
e. 1 本のグラフトで 2 か所以上の吻合を行う際は，グラフトが通る経路や狭窄の程度を考慮してデザインを決定する必要がある．

解説

右胃大網動脈右冠動脈末梢に吻合することが多い．大伏在静脈は長期開存性の問題などがいわれているが，採取および扱いが容易で現在も多用されている．以上から a，c の選択肢は誤り．b，d，e の選択肢は正しい．

正解 a，c

問11

心筋梗塞合併症について，**誤っている**ものはどれか．**2つ選べ**．

a. 左室自由壁破裂は，梗塞巣と正常領域の境界部に発症しやすい．
b. 心室中隔穿孔は，心筋梗塞発症後数日で発症することが多い．
c. 乳頭筋断裂による急性僧帽弁閉鎖不全症は，緊急手術の適応である．
d. 左室瘤の頻度は，近年増加してきている．
e. 心室中隔穿孔では，IABPなどが必要となることは少ない．

解説

　左室瘤は，以前は心筋梗塞の10〜20%に発生するとされていたが，PCIによる早期冠血行再建が普及するに従い，その頻度は減少している．心室中隔穿孔では，早急にIABPを挿入して循環動態を安定されることが非常に重要となる．IABPによる後負荷の軽減は，穿孔部へのストレスを低下し，シャント量の軽減から全身循環の維持につながる．以上からd，eの選択肢は誤り．a，b，cの選択肢は正しい．

正解 d，e

問12

弁膜症について，**誤っている**ものはどれか．**2つ選べ**．

a. リウマチ熱罹患者の減少とともに大動脈弁狭窄は減少してきている．
b. 近年，経カテーテル大動脈弁置換などが普及してきている．
c. 僧帽弁狭窄症では，弁置換術が選択されることが多い．
d. 僧帽弁閉鎖不全症に対する術式は，基本的に弁形成術が推奨されている．
e. 孤立性で無症状であっても，中等度以上の三尖弁閉鎖不全症は手術適応となる．

解説

　リウマチ熱罹患者の減少とともに減少しているのは，僧帽弁狭窄症である．大動脈弁狭窄症は，加齢による動脈硬化性の増加とともにその手術数も増加している．近年は，経カテーテル的大動脈弁植込み術（transcatheter aortic valve implantation；TAVI）なども普及し始めている．孤立性の三尖弁閉鎖不全の場合には，うっ血肝や難治性浮腫などの症状発現時が手術適応とされる．以上からa，eの選択肢は誤り．b，c，dの選択肢は正しい．

正解 a，e

問 13

大動脈解離に関して，誤っているものはどれか．2つ選べ．

a. Stanford B 型急性大動脈解離は，緊急手術の適応とはならない．
b. 心タンポナーデや大動脈弁閉鎖不全，臓器灌流不全の有無が治療方針決定に重要である．
c. 急性大動脈解離に対して，ステントグラフト治療の適応はない．
d. 人工血管置換術においては，entry 切除が原則である．
e. 慢性大動脈解離の手術では，対麻痺が術後合併症の 1 つとして重要である．

解説

Stanford B 型急性大動脈解離は，安静降圧治療の適応となることが多いが，破裂や臓器灌流不全（腎虚血，腸管循環障害，下肢虚血など）を認める場合には緊急手術の適応となる．ステントグラフトによるエントリー閉鎖が行われることもある．以上から a, c の選択肢は誤り．b, d, e の選択肢は正しい．

正解　a, c

問 14　59 歳の女性．既往に慢性心房細動および糖尿病による慢性腎不全があり，透析導入されている．心不全を発症し，循環器内科へ入院し精査加療を行った．造影 CT 写真（図）を示す．この疾患について正しいものはどれか．2 つ選べ．

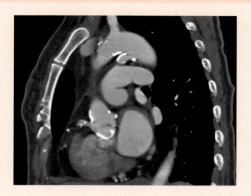

a. 小児では，正期産児より未熟児で発症頻度は高い．
b. 右左シャントが基本病態である．
c. まずは，COX 阻害薬による内科的治療を行う．
d. 手術適応である．
e. 自然閉鎖の可能性が高く，経過観察でよい．

解説

成人における動脈管開存症の症例である．造影 CT 所見において，大動脈と肺動脈を結ぶ一部石灰化した動脈管を認めることから診断可能である．小児では，正期産児より未熟児で発症頻度は高い．基本病態は，大動脈 → 肺動脈の左右シャントである．未熟児においては，まず COX 阻害薬による内科的治療を行い，反応に乏しい場合に手術治療の適応となるが，成人例においては手術が第一選択となる．成人例で自然閉鎖は期待できず，無症状であっても，感染性心内膜炎の罹患率が高いことなどから手術適応とされることが多い．以上から a，d の選択肢が正しい．

正解 a, d

問15 68歳の男性．既往に高血圧，脂質異常症があるが，現在は加療していなかった．4日前から，安静時に胸部絞扼感を自覚されていたが自宅で様子をみていた．我慢できずに救急外来を受診．胸部に全収縮期雑音を聴取し，心電図上V1～V4でST上昇を認めた．心臓超音波検査で心尖部付近にシャント血流を指摘された．同日心臓血管外科で緊急手術を施行した．術後冠動脈CT写真（図）を示す．正しいものはどれか．2つ選べ．

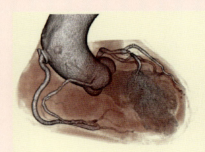

a. 右冠動脈にバイパスされている．
b. 左前下行枝領域が責任病変である．
c. まずはカテーテル治療が試みられる．
d. 一般に手術成績は良好である．
e. 全例でPCPS装着が適応となる．

解説

　急性心筋梗塞に伴う心室中隔穿孔の症例である．臨床経過および検査所見から診断可能である．心電図上V1～V4でのST上昇を認め，左室前壁から心室中隔での梗塞を疑う．穿孔によるシャント血流が心尖部付近に認めることと，CT所見で左前下行枝が途絶していることから，左前下行枝領域が責任病変と考えられる．バイパスは右冠動脈末梢にされている．診断の際にカテーテル治療を行うこともあるが，一般に緊急手術の適応となる．心室中隔穿孔に対する手術成績は，欧米においてもわが国においても，いまだ不良である．PCPS装着が必要となる症例は多いが，全例ではない．一方，IABPはほぼ全例で挿入される．

正解 a, b

問 16　82歳の男性．高血圧，痛風で近医通院中であった．胸部聴診上，収縮期雑音を指摘され，精査を行った．心臓超音波検査写真（図 A，B）を示す．治療として正しいものはどれか．

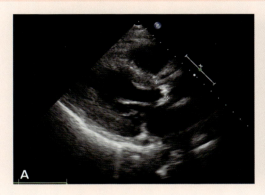
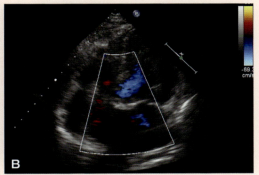

a．大動脈弁形成術
b．大動脈弁置換術
c．僧帽弁形成術
d．大動脈弁置換術＋僧帽弁置換術
e．僧帽弁形成術＋三尖弁形成術

解説

　超音波所見から弁膜症を診断する問題である．左室長軸像（図 A）で大動脈弁は高輝度であり，高度石灰化の所見である．収縮期雑音も認めており，大動脈弁狭窄症と考えられる．四腔像（図 B）で僧帽弁逆流はほぼ認めない．三尖弁疾患の有無は判断できない．手術としては，大動脈弁置換術の適応となる．

正解　b

問17 58歳の男性．労作時息切れを自覚し，外来受診した．心臓超音波検査写真（図A，B）を示す．正しいものはどれか．

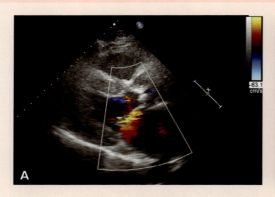
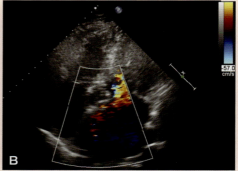

a. 心室間にシャント血流を認め，心室中隔欠損症の診断である．
b. 大動脈基部の拡大と大動脈弁逆流を認め，大動脈弁輪拡張症の診断である．
c. 僧帽弁前尖の石灰化を認め，僧帽弁狭窄症の診断である．
d. 僧帽弁後尖の逸脱を認め，僧帽弁閉鎖不全症の診断である．
e. 三尖弁に逆流を認め，三尖弁閉鎖不全症の診断である．

解説

　左室長軸像（図A）および四腔像（図B）では，僧帽弁後尖の逸脱，心房中隔側に偏位した逆流ジェットを認め，僧帽弁閉鎖不全症と判断できる．心室間シャント血流，大動脈基部の拡大および三尖弁の逆流は認めない．正解はdとなり，僧帽弁形成術の適応となる．

正解　d

問 18 67歳の男性．高血圧，心房細動あり近医通院中であった．他疾患精査目的にCT検査を施行したところ異常所見を認め，紹介となった．特に自覚症状はない．造影CT写真（図）を示す．正しいものはどれか．2つ選べ．

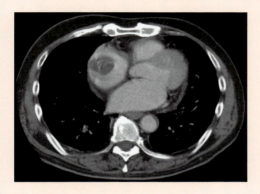

a. 早期の手術が必要である．
b. 抗凝固療法は必要ではない．
c. 右房に腫瘤を認める．
d. 左房に腫瘤を認める．
e. MRIはそれほど有用ではない．

解説

　心臓腫瘍の症例．造影CT（図）では，右房に内部濃度不均一の腫瘤を認める．鑑別疾患として良性腫瘍，悪性腫瘍，血栓などが考えられる．心臓において良性：悪性の比率は7：3とされる．良性腫瘍の中では粘液腫が最も多く約30％を占め，その他脂肪腫，乳頭状線維弾性腫，横紋筋腫などがある．悪性腫瘍は，転移性腫瘍が圧倒的に多く，原発性では血管肉腫や横紋筋肉腫などがある．いずれにしても，塞栓症や心不全の発症予防に早期の手術が必要とされる．最終的な確定診断は病理所見による．腫瘤表面への血栓形成や心房細動に対し，抗凝固療法が必要となる．診断には，CTに加えて超音波検査やMRI検査が有用である．本症例では，腫瘍摘出術およびMaze手術を施行し，病理学的検索で粘液腫の診断であった．術後は洞調律に復帰している．

正解 a, c

問 19 59歳の男性．嗄声を主訴に近医受診し，紹介となった．造影CT写真（図）を示す．大動脈の最大短径は55 mmであった．正しいものはどれか．

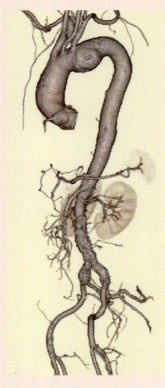

a. 紡錘状瘤を認める．
b. 弓部大動脈人工血管置換術を検討する．
c. 術後対麻痺のリスクが高い．
d. ステントグラフト治療が第一選択である．
e. 緊急手術の適応である．

解説

　大動脈弓部，小彎側に囊状瘤を認める．最大短径は55 mmであり，治療を考慮してもよい．破裂などでない限り，緊急性はない．頸部血管の分岐部と瘤が近接しており，また比較的年齢も若いため，一般的にはステントグラフトより弓部人工血管置換術が第一選択と考えられる．弓部に限局する病変であり，術後対麻痺のリスクは特に高いとはいえない．

正解　b

問20 62歳の女性．自宅で夕食後に突然の強い胸背部痛を自覚し，救急搬送となった．来院時意識清明，脈拍110回/分，血圧180/90 mmHgで四肢の圧較差は認めなかった．疼痛は継続している．緊急で撮影した造影CT写真(図)を示す．この症例について，誤っているものはどれか．2つ選べ．

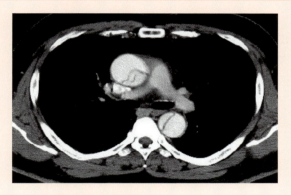

a. 胸腔ドレナージを行う．
b. 緊急手術の適応である．
c. 降圧療法を行う．
d. 鎮痛を図る．
e. 心臓カテーテル検査を行う．

解説

　臨床経過およびCT所見から，偽腔開存型のStanford A型急性大動脈解離と診断できる．緊急手術の適応であり，解離の進展予防に，診断がつき次第降圧，鎮痛を図る．冠動脈の情報は重要ではあるが，解離血管の損傷などのリスクもあり，心臓カテーテル検査は通常行わない．CTでは血胸などの所見は認めず，胸腔ドレナージは不要である．

正解　a, e

〔末梢血管〕

問1

下肢動脈の解剖に関して，誤っているものはどれか．2つ選べ．

a. 総大腿動脈は大腿深動脈を分岐して浅大腿動脈となる．
b. 大腿深動脈は，上臀動脈や下臀動脈などに連結する．
c. 膝窩動脈は下腿で，前脛骨動脈，後脛骨動脈および腓骨動脈に分岐する．
d. 前脛骨動脈は，長趾屈筋と長母趾屈筋との間を走行する．
e. 足背動脈は内側・外側足底動脈に分岐する．

解説

総大腿動脈は大腿深動脈を分岐して浅大腿動脈となる．大腿深動脈は，外側・内側大腿回旋動脈を介して上臀動脈，下臀動脈，深腸骨回旋動脈や閉鎖動脈と連結して側副血行路を形成する．膝窩動脈は下腿で，前脛骨動脈，後脛骨動脈および腓骨動脈に分岐する．前脛骨動脈は，前脛骨筋と長趾伸筋の間を走行する．長趾屈筋と長母趾屈筋との間を走行するのは後脛骨動脈であり，さらに末梢では内側・外側足底動脈に分岐する．

正解 d，e

問2

静脈の解剖に関して，正しいものはどれか．2つ選べ．

a. 下肢静脈は表在静脈，深部静脈および穿通枝の3つに分類される．
b. 大伏在静脈は，下腿および大腿外側を走行し，総大腿静脈に合流する．
c. 小伏在静脈は，下腿後面を走行し，膝窩部で膝窩静脈に合流する．
d. 小伏在静脈膝窩静脈接合部には，比較的変異が少ない．
e. 下腿の深部静脈であるヒラメ静脈と腓腹静脈は，いずれも直接膝窩静脈に流入する．

解説

下肢静脈は表在静脈，深部静脈および深部静脈と表在静脈を結ぶ穿通枝の3つに分類される．大伏在静脈は下腿および大腿内側を走行し，深部静脈である総大腿静脈に合流する．小伏在静脈は外果から下腿後面を走行し，膝窩部で膝窩静脈に合流する．この合流部は小伏在静脈膝窩静脈接合部（sapheno-popliteal junction；SPJ）と呼ばれる．SPJは，大伏在静脈大腿静脈接合部（sapheno-femoral junction；SFJ）と比較して変異が多い．下腿には筋肉内静脈と筋間

静脈が存在し，筋肉内静脈にはヒラメ静脈や腓腹静脈がある．腓腹静脈は膝窩静脈に，ヒラメ静脈は後脛骨静脈や腓骨静脈に流入する．

正解 a, c

問3 腹部大動脈瘤について誤っているものはどれか．2つ選べ．

a. わが国における腹部大動脈瘤の手術数は近年，ほぼ横ばいで推移している．
b. 成因としては変性が最多で，その他感染性，炎症性などがある．
c. 高齢，男性，喫煙，家族歴などが危険因子となる．
d. infrarenal type が最も多い．
e. 現在，腹部大動脈治療の 30％ 程度をステントグラフト治療が占めている．

解説

高齢化や生活習慣の変化に伴う有病率増加とステントグラフトなどによる適応拡大により，わが国における腹部大動脈瘤の手術数は増加している．腹部ステントグラフト治療(endovascular aneurysm repair；EVAR)は，2006 年に保険適用となり，以降 2015 年まで 5 万例弱が実施され，現在では腹部大動脈瘤治療の 50～60％ を占めている．b～d の選択肢は正しい．

正解 a, e

問4 正しいものはどれか．2つ選べ．

a. 炎症性大動脈瘤のほとんどは，腎上部腹部大動脈に発症する．
b. マントルサインは，感染性大動脈瘤に特徴的に認める所見である．
c. 感染性大動脈瘤は，嚢状瘤や仮性瘤の形態をとることが多い．
d. 感染性大動脈瘤は，比較的若年者に発生しやすい．
e. 炎症性大動脈瘤は，後腹膜腔の著しい線維化や周囲組織との強固な癒着を特徴とする．

解説

炎症性大動脈瘤は，1972 年に Walker らが報告した概念で，肥厚した瘤壁，後腹膜腔の著しい線維化，周囲臓器との強固な癒着を特徴とする．ほとんどは腎下部腹部大動脈に発症する．CT 検査で造影効果のあるマントルサインが特徴的であるが，必ずしも認めるものではない．

感染性大動脈瘤は多くの場合，囊状瘤や仮性瘤の形態をとり，破裂の危険性が高くきわめて危険な病態とされる．基礎に動脈硬化性病変を有し，50歳以上の中年〜高齢者に発生しやすい．

正解　c, e

問5　下肢静脈瘤に関して，正しいものはどれか．2つ選べ．

a. 危険因子として年齢，性別，妊娠，立ち仕事などが指摘されている．
b. 外科的治療対象となるのは，二次性の静脈瘤が主となる．
c. 一次性静脈瘤の多くは，慢性期深部静脈血栓症を伴う．
d. 二次性静脈瘤の病態は，主に表在静脈の弁不全によるものである．
e. 症候は，CEAP分類に準じて診断される．

解説

　下肢静脈瘤は表在静脈の弁不全による一次性と，慢性期深部静脈血栓症などを伴う二次性のものがある．外科的治療対象となるのは，一次性の静脈瘤が主である．危険因子としては，遺伝的素因，立ち仕事などの環境要因や妊娠出産，高齢，外傷や静脈血栓症の既往，女性，肥満などが挙げられる．CEAP分類は，C（clinical classification；視診），E（etiology；病因），A（anatomic distribution；解剖），P（pathophysiological；病態）に分けて評価するものである．

正解　a, e

問6　腹部大動脈瘤に関して誤っているものはどれか．2つ選べ．

a. スクリーニング検査に，腹部超音波検査は有用である．
b. ガイドライン上，最大短径50〜55 mm以上は手術適応となる．
c. juxtarenal, suprarenal typeは人工血管置換術が第一選択となる．
d. 腹部大動脈瘤破裂に対して，現在人工血管置換術は標準的治療ではない．
e. 瘤径が小さいものは，自覚症状があっても手術適応とはならない．

解説

　腹部大動脈瘤破裂に対してはステントグラフト治療が行われるようにもなってきているが，標準的治療は現在でも人工血管置換術とされている．瘤径が小さいものでも，拡大傾向や自覚

症状を認める場合には手術を考慮することがある．a～c の選択肢は正しい．

正解 d, e

問7

腹部ステントグラフト治療において，適応決定にかかわらないものはどれか．2つ選べ．

a. 中枢および末梢の血管径
b. 動脈瘤最大短径
c. 中枢ネックの角度
d. 腎動脈分岐部から瘤起始部までの距離
e. 分岐する腰動脈分岐の数

解説

腹部ステントグラフト治療において，瘤の中枢および末梢の血管径，中枢ネックの角度，腎動脈分岐部から瘤起始部までの距離はいずれも適応決定に重要である．それ以外に両側外腸骨動脈から総大腿動脈にかけてのアクセスルートの性状や径も検討する必要がある．動脈瘤最大短径は瘤そのものの治療適応の際には重要であるが，ステントグラフト治療適応決定の際には，特に検討することはない．腰動脈はステントグラフト挿入後の Type Ⅱ エンドリークに関与することがあるが，適応には影響しない．

正解 b, e

問8

Buerger 病に関して，正しいものはどれか．2つ選べ．

a. 初期症状として手足の冷感，しびれ，Raynaud 現象などを認める．
b. 静脈炎を来すことはない．
c. 基本的治療として，禁煙が最も重要である．
d. 血行再建術の適応となることはない．
e. 生命予後は不良である．

解説

Buerger 病は，初期症状として手足の冷感・しびれ・寒冷曝露による Raynaud 現象，足底筋や下腿筋の間欠性跛行を認める．また，皮下静脈の発赤・硬結・疼痛などの遊走性静脈炎を来すことがある．基本的治療としては禁煙の厳守が第一となる．そのほか薬物療法や血行再建

術，交感神経切除などの治療を行うことがある．多臓器の動脈硬化性病変を併存することは少ないため，生命予後は良好とされる．

正解 a, c

問 9

下肢静脈瘤に関して，**誤っているもの**はどれか．**2つ選べ**．

a. 客観的検査としては，下肢超音波検査が最も有用である．
b. 近年，レーザーやラジオ波を使用した血管内治療が増加している．
c. 抗凝固療法を行っている症例は，血管内治療の適応外とされている．
d. 特に下腿の大伏在静脈に対する外科治療では神経障害に注意が必要である．
e. 血管内治療においては，血管径の制限はない．

解説

診断としては視診，下肢超音波検査やCT検査があるが，超音波検査が最も有用である．近年はレーザーやラジオ波を使用した血管内治療が増加しており，治療の第一選択となりつつある．従来からのストリッピング手術などと比較して出血のリスクは少なく，抗凝固療法を行っている症例にも適応となる．下腿では特に大伏在静脈や小伏在静脈に神経が近接しており，神経障害の合併に注意を要する．血管径が小さい場合には治療適応自体がなくなる可能性があり，また大きすぎると十分な焼灼が期待できず，適応外となることもある．実際には4〜10 mm程度が推奨されている．

正解 c, e

問 10

急性動脈閉塞に関して，**正しいもの**はどれか．**2つ選べ**．

a. 病因として最も頻度が高いものは血栓症で，次が塞栓症である．
b. 塞栓源の90％程度が心原性である．
c. 虚血耐性として，発症10時間以内は高率に救肢可能とされる．
d. 血栓除去術が適応となることが多い．
e. ヘパリンの使用は禁忌である．

解説

急性動脈閉塞の病因として最も頻度が高いものは塞栓症であり（70〜80％），次が血栓症

（20～30％）である．そのほか外傷性や医原性などがある．塞栓源は90％前後が心原性である．発症6時間以内がいわゆるgolden timeであり，高率に救肢が可能とされている．診断が確定すれば，ヘパリン投与により二次血栓の進展を防ぎ，血栓除去術の適応となる．

正解 b, d

問11

誤っているものはどれか．2つ選べ．

a. 急性肺血栓塞栓症治療は，抗凝固療法が基本となる．
b. 急性肺血栓塞栓症においてショックを認めた場合，PCPSの適応となる．
c. D-ダイマーが正常でも，急性の深部静脈血栓症は否定できない．
d. 近年，深部静脈血栓症に対して直接的経口抗凝固薬(DOAC)が使用され始めている．
e. 周術期深部静脈血栓の合併頻度は婦人科骨盤手術で最も高い．

解説

D-ダイマーは種々の病態で高値を示すため偽陽性は多いが，正常の場合には急性の深部静脈血栓症を否定できる．周術期深部静脈血栓の合併頻度は，膝関節置換50％，股関節置換22％と下肢整形外科手術で高い．以上からc, eの選択肢は誤り．a, b, dの選択肢は正しい．

正解 c, e

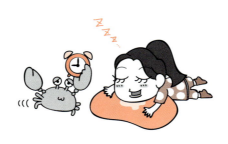

問 12　65歳の男性．近医で腹部超音波検査を行った際に異常を指摘され，紹介となった．既往に高血圧あり，内服加療中である．受診時，特に症状はない．造影CT写真（図）を示す．腹部血管の最大短径は 55 mm，右総腸骨動脈の最大短径は 18 mm であった．誤っているものはどれか．

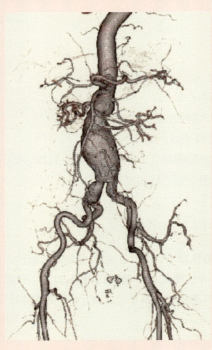

a. 左腎動脈を 2 本認める．
b. 紡錘状腹部大動脈瘤の診断である．
c. 人工血管置換術の適応である．
d. ステントグラフト治療のよい適応である．
e. 右総腸骨動脈瘤は必ずしも治療適応とはならない．

解説

　造影CT所見から，紡錘状腹部大動脈瘤の診断が可能である．欧米またはわが国のガイドラインでは 50～55 mm 以上を手術適応としており，治療対象となる．腸骨動脈瘤は 30 mm 以上が手術適応とされ，本症例では必ずしも治療適応とはならない．

　CT所見をよく見ると左腎動脈を 2 本認め，1 本は瘤から分岐しており比較的太い．ステントグラフト治療も可能であるが，左腎動脈を 1 本閉塞することとなり腎機能障害のリスクがある．年齢も考慮すると，人工血管置換術の適応とし，左腎動脈再建が望ましいと考えられる．

正解 d

問 13 77歳の男性．両下肢の冷感，疼痛および歩行障害を認め来院した．高血圧，糖尿病，アルコール性肝障害の既往がある．ABI は右：測定不能，左：0.3 であった．造影 CT 写真(図 A〜C)を示す．正しいものはどれか．

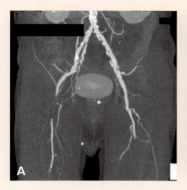
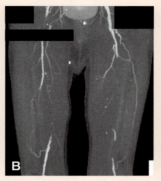
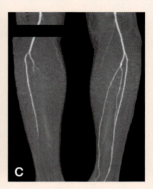

a．右大腿動脈病変は血管内治療の適応である．
b．血栓摘除術を考慮する．
c．バイパス術の適応である．
d．薬物療法で経過観察とする．
e．監視下運動療法が有用である．

解説

両下肢の高度の閉塞性動脈硬化症を認め，下肢の血流障害および虚血性疼痛を来しており，重症下肢虚血の状態と考えられる．病変は右大腿動脈および両側浅大腿動脈領域に閉塞を認める．監視下運動療法や薬物療法での治療では限界があり，バイパス術の適応と考えられる．大腿動脈病変や長区域病変には血管内治療の適応は限定される．慢性の血栓性閉塞であり，血栓除去術の適応とはならない．

正解 c

4

呼吸器

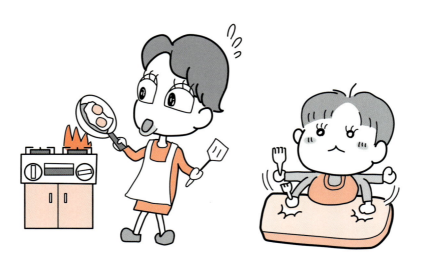

問 1 次の記述のうち，正しいものはどれか．2つ選べ．

a. 横隔神経は肺門背側を走行する．
b. 交感神経幹は椎体に沿って走行する．
c. 右主肺動脈は右主気管支の腹側にある．
d. 反回神経は背側から腹側へと反回する．
e. 肺静脈は右3本，左2本である．

解説

横隔神経は主にC3〜5から発生し，斜角筋内を下行して胸腔に至り，上大静脈，心膜に沿って肺門腹側を走行して横隔膜に至る．対して迷走神経は肺門の背側を下行する．交感神経幹は椎体に沿って走行する．通常右主肺動脈は右主気管支の腹側にある．対して左肺動脈腹側から背側へ左主気管支を乗り越えてから下行する．反回神経は腹側から背側へと反回する．肺静脈は左右ともに上肺静脈，下肺静脈の2本ずつである．

正解 b, c

問 2 原発性肺癌について，正しいものはどれか．2つ選べ．

a. わが国では扁平上皮癌の頻度が最も高い．
b. CT上の特徴的な所見として，tree-in-bud appearanceがある．
c. 2014年現在，わが国の悪性新生物の中で，死因の第1位である．
d. 亜区域気管支より中枢側の気道に発生したものは，中心型肺癌と呼ばれる．
e. 肺癌検診は，胸部CT撮影が一般的である．

解説

原発性肺癌に関連する問題は毎年出題されている．原発性肺癌の組織型は，以前は扁平上皮癌が最も多かったが，2014年現在は腺癌が最も多い．次いで扁平上皮癌である．肺癌には特徴的なCT画像上の所見がある．腫瘍から周囲に棘状の陰影が伸びる棘形成（spiculation）や，末梢型肺癌が胸膜を引き込む胸膜陥入（pleural indentation），切れ込み像（notch）や血管収束像である．tree-in-bud appearanceは気道に沿った撒布像のことで結核や非結核性抗酸菌症などでみられるCT上の所見である．肺癌では典型的な像ではない．がん統計2014年データによると，肺癌はわが国の悪性新生物の死因第1位である．男女別では，男性1位は肺癌，女性1位は大腸癌であるが，大腸を結腸と直腸に分けると女性も肺癌が1位である．

亜区域気管支より中枢側に発生した中心型肺癌（中枢型ということもある）と，それより末梢に発生した末梢型肺癌に分類される．肺癌検診は主に胸部単純X線写真や喀痰細胞診で行われる．CT検診の有用性については検討課題だが，一般には普及していない．

正解 c, d

問3

肺癌の転移で嗄声の原因となるリンパ節はどれか．**2つ選べ**．

a. 大動脈下リンパ節（#5）
b. 大動脈傍リンパ節（#6）
c. 気管分岐下リンパ節（#7）
d. 食道傍リンパ節（#8）
e. 左主気管支周囲リンパ節（#10）

解説

肺癌のリンパ節転移もしくは直接浸潤で反回神経が障害されると，声帯麻痺が起こり嗄声を来す．反回神経の走行部位と，肺癌の所属リンパ節の位置関係を知っておく必要がある．肺癌の場合，反回神経は左側が侵されることが多い．左側では迷走神経が胸腔内を大動脈弓部まで下行し，反回神経を分岐するからである．大動脈下リンパ節転移による反回神経の障害，大動脈傍リンパ節転移による迷走神経の障害で反回神経麻痺が起こりやすい．

正解 a, b

問4

標準的な後側方開胸時に切除する組織はどれか．**2つ選べ**．

a. 大胸筋
b. 前斜角筋
c. 広背筋
d. 前鋸筋
e. 肩甲下筋

解説

後側方切開は呼吸器外科手術における標準的開胸法である．胸腔鏡下手術が普及し，大きな後側方切開を見る機会は減少したが，開胸手術時には必要な基本知識である．肩甲骨の背側か

ら下縁1横指尾側を通り，緩やかなS字を描くように前腋窩線に達する．この線上に切開を置く．標準的な後側方切開では広背筋を切離し，前鋸筋も切離するが，術式に応じて切開創の長さを自由に変えられる．最近では筋肉を切離せずに温存することもあるが，「標準的な」という設問なのでc，dが正解．

正解　c，d

問5

肺アスペルギローマについて，正しいものはどれか．2つ選べ．

a. 抗アスペルギルス沈降抗体は診断に有用である．
b. 結核後や，肺嚢胞，COPDなどの空洞あるいは嚢胞内に発生する．
c. CT上，単一の空洞内に菌球を認めるものを複雑性肺アスペルギローマという．
d. 致死的な喀血を起こすことはない．
e. 空洞切開術が標準的な外科治療である．

解説

　肺アスペルギローマは，結核罹患後や肺嚢胞，肺気腫などの空洞内にアスペルギルスが腐生寄生したものである．CT画像所見とともによく出題されている．CTでは空洞内にアスペルギルスの菌塊からなる菌球(fungus ball)を認める．単一の空洞に発生するものを単純性アスペルギローマと呼び，COPDや間質性肺炎の蜂巣肺などの複数の空洞に発生するものを複雑性アスペルギローマと呼ぶ．進行すると血痰・喀血などの症状が出現し，致死的な経過をたどることもある．

　画像による菌球の検出のほか，喀痰や気管支肺胞洗浄液からのアスペルギルス属の培養，血液中のアスペルギルス抗原や抗アスペルギルス沈降抗体の検出，β-Dグルカンの上昇などによって診断されるが，喀痰や血液からは検出できないこともあり，画像のみで診断されることもある．アスペルギルス菌糸はグラム染色では染色性が悪く，グロコット染色が有用である．治療として抗真菌薬の投与を行うが，多くは内科的治療に抵抗性であり，根治には外科的切除が必要なことが多い．可能であれば空洞・菌球を含めた肺切除を施行するが，肺アスペルギローマ患者は，結核既往歴があり低肺機能であることが多い．肺切除不能例には空洞切開・菌球除去などが行われることもある．

正解　a，b

問6 気胸について，正しいものはどれか．2つ選べ．

a. 気胸の原因の大半は気腫性肺嚢胞の破裂である．
b. 初発の気胸であっても気漏が数日持続する場合は手術適応である．
c. 自然気胸の術後再発はきわめて少ない．
d. 気胸は全例胸腔ドレナージの適応である．
e. 気腫性肺嚢胞のうち，肺胞間隔壁の破壊によるものをブラ(bulla)という．

解説

　気胸は胸腔内に空気が流入・貯留し，胸腔内の陰圧が保てなくなり，肺が虚脱してしまう状態である．自然気胸の大半は特発性自然気胸であり，胸膜直下の気腫性肺嚢胞(ブラ，ブレブ)の破裂によるものである．ブラとは臓側胸膜の2層の弾性板の内側に気腫があるもので，ブレブとは弾性板の2層の間に気腫が形成されたものである．両者とも気胸の原因となり，臨床的には区別することはほとんどない．

　特発性自然気胸は若年，長身，痩身の男性に多い．COPDを有する高齢者などに発症する続発性自然気胸もある．治療は第一に胸腔ドレナージを行うが，症状や虚脱が軽度の気胸であればドレナージを行わず，経過観察のみで空気が吸収されて改善することもある．ドレナージで改善しない難治性気胸例や再発性気胸例に対して，肺部分切除術(肺嚢胞切除術)，肺縫縮術が行われている．現在は気胸に対する胸腔鏡下手術(video-assisted thoracic surgery；VATS)が普及している．ただし気胸の術後再発も少なからずあり，肺嚢胞が新生することも確認されている．気胸の術後再発率は5～10%程度といわれている．初発の気胸の手術適応は施設・医師によって異なるが，一般的には初発であれば，1週間程度ドレナージを行い，それでも気漏が改善しない場合に手術を検討することが多いと思われる．

正解 a, e

問7 超音波気管支鏡ガイド下針生検（EBUS-TBNA；endobronchial ultrasound-guided transbronchial needle aspiration）を行う際，提示した CT 写真（図）上の矢印で示したリンパ節へアプローチするためにはどの部位から穿刺するのが適当か．

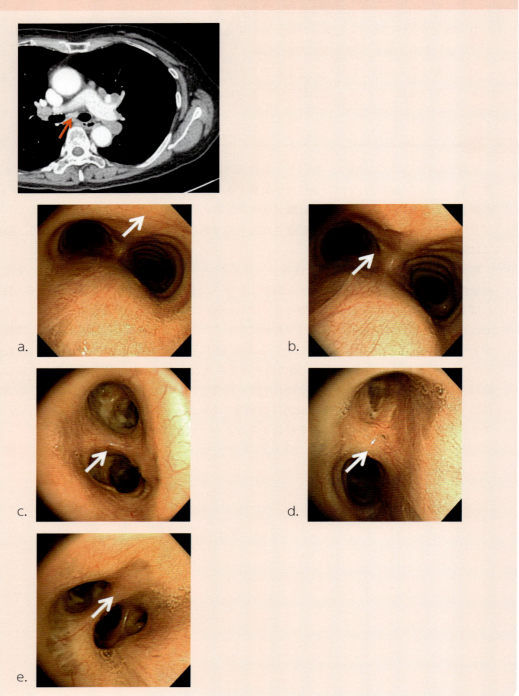

解説

　CT で認める腫大リンパ節が，気管支鏡所見ではどの部位にあたるかを解剖学的に把握しておく必要があり，少し難しい問題である．肺門縦隔リンパ節の CT 上の位置と，気管支鏡所見を対比して確認しておきたい．矢印で示したリンパ節は気管分岐下リンパ節（#7）である．このリンパ節にアプローチするには b から穿刺するのが適切である．a は気管分岐部の手前の前壁であり，#4R（右下部気管傍リンパ節）を穿刺する部位である．c は左上下葉支分岐部であり，左の #11（葉気管支間リンパ節）を穿刺する部位である．d は右の上葉支中間気管支幹分岐部であり，右の #11s を穿刺する部位である．e は右の中葉支下葉支分岐部であり，右の #11i を穿刺する部位である．

正解 b

問 8

原発性肺癌手術時の開胸時胸腔内洗浄細胞診について，正しいものはどれか．

a. 細胞診陽性であれば，T4 である．
b. 胸水を認める場合は洗浄細胞診を施行せず，胸水を採取する．
c. 100 mL 以上の生理食塩水を使用する必要がある．
d. 胸腔内に癒着を認める場合は，癒着剥離後に洗浄細胞診を行う．
e. 胸膜表面に腫瘍の露出がある例では，洗浄細胞診を省いてもよい．

解説

　原発性肺癌手術時に開胸して手術操作に入る前に胸腔内に生理食塩水を注入し，回収し細胞診を行うことである．『肺癌取扱い規約 第 7 版』において，実施が推奨はされているが，その結果は肺癌のステージにはかかわりはない．ただし洗浄細胞診陽性例は R1（遺残あり）と判断され，予後が不良であることは確かである．開胸時に胸水を認める場合は洗浄細胞診を行わず，胸水を採取すればよく，洗浄する生理食塩水の量に規定はない．癒着がある場合，手術操作によって腫瘍が撒布されてしまう可能性があるので，なるべく手術操作を行う間に洗浄細胞診を施行する．腫瘍の露出がある例についての規定はない．

正解 b

問9

縦隔腫瘍について，**誤っているもの**はどれか．**2つ選べ**．

a. 胸腺腫の頻度が最も高い．
b. 神経原性腫瘍の好発部位は後縦隔である．
c. 縦隔の嚢胞性病変には手術を行わない．
d. 胸腺癌に自己免疫性疾患の合併は少ない．
e. 縦隔悪性リンパ腫の好発部位は後縦隔である．

解説

縦隔腫瘍の中では胸腺腫が最も頻度が高い．縦隔の嚢胞性病変には，胸腺嚢胞，心膜嚢胞，食道嚢胞，気管支原生嚢胞などがあり，その発生部位から予測するが，CTやMRI上鑑別が困難なものも多い．いずれも良性疾患であり，経過観察も可能であるが診断のために外科的切除が行われることも多い．

胸腺癌は胸腺腫同様，胸腺上皮細胞由来の腫瘍であるが，性質は異なり悪性度が高い．自己免疫性疾患の合併は少ない．縦隔悪性リンパ腫の好発部位は中縦隔であるが，前縦隔に発生することもある．後縦隔は比較的少ない．縦隔腫瘍には好発部位があるので頻度が高いものは確認しておきたい（表4-1）．

表4-1 縦隔腫瘍と好発部位

前縦隔	中縦隔	後縦隔
胸腺腫（胸腺癌） 胸腺嚢胞 胚細胞性腫瘍 　奇形腫など 甲状腺腫 心膜嚢胞	リンパ性腫瘍 気管支原生嚢胞 食道嚢胞 心膜嚢胞	神経原性腫瘍

正解　c, e

問 10

65歳の男性．検診で胸部異常陰影を指摘されて受診した．既往歴に特記すべきことはない．喫煙歴は20本×45年．バイタルサイン，血液検査に特記する異常なし．胸部単純CT写真（図）を示す．次に行うべき検査として誤っているものはどれか．

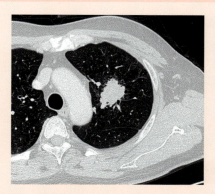

a. 造影CT
b. 気管支鏡検査
c. CTガイド下生検
d. PET-CT
e. 頭部MRI

解説

CT上左肺上葉に不整形の腫瘤影を認め，肺癌を疑う．肺癌の病理診断，また病期診断のために行う検査についての問題である．肺癌の診断には病理診断が必須であり，末梢の小型スリガラス状病変以外は可能な限り病理診断を行う．気管支鏡下生検が一般的であるが，末梢の病変であればCTガイド下生検が行われることもある．しかしCTガイド下生検には気胸や空気塞栓などの合併症に注意が必要である．この問題では胸膜から距離のある病変であるので，CTガイド下生検は不適切である．造影CTは肺門縦隔リンパ節の腫大や腹部の遠隔転移の有無を診断するために必要な検査である．肺癌の病期診断を行うにあたり，PET-CT，頭部MRIは必要な検査である．ただし保険診療上はPET-CTは肺癌の確定診断がついたあとに行うべき検査である．

正解 c

問 11 52 歳の男性．右上背部痛を主訴に受診した．喫煙歴：30 本/日を 30 年間．バイタルサインに特記する異常なし．血液検査所見：CEA 12 ng/mL（基準 5 以下）．胸部 CT 写真（図）を示す．症候として認められるのはどれか．

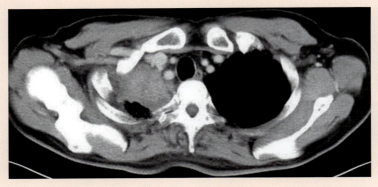

a. SVC 症候群
b. Horner 症候群
c. Trousseau's 症候群
d. carcinoid 症候群
e. Eaton-Lambert 症候群

解説

　肺尖部に発生し，第 2 肋骨の上方で胸壁に浸潤した腫瘍を Pancoast 腫瘍（上肺溝腫瘍 superior pulmonary sulcus tumor；SST）と呼び，それの随伴症状をあわせて Pancoast 症候群という．腕神経叢や交感神経幹，上部肋骨，肋間神経などの浸潤圧迫による特異的な症状を呈する．胸壁・神経浸潤による肩や上肢の疼痛，腕神経叢浸潤による筋萎縮，頸部交感神経麻痺による Horner 症候群（侵された側の眼瞼下垂，縮瞳，顔面の無汗）などが現れる．Pancoast 腫瘍はほとんどが肺癌であり，肺外進展が主で，発見時に胸郭入口部の諸臓器に浸潤している場合が多い．根治可能な場合でも，外科的切除に化学療法や放射線療法を組み合わせた集学的治療が必要となる．SVC 症候群は肺腫瘍や縦隔腫瘍による SVC 圧排による上肢や顔面の浮腫症状のことである．

　Trousseau's 症候群は悪性腫瘍関連で血液凝固能が亢進し，血栓症状を呈するものである．Carcinoid 症候群は carcinoid 腫瘍が分泌するセロトニンやヒスタミンなどの血管作動性物質により，皮膚の紅潮，腹部痙攣，下痢などの症状を来すものである．Eaton-Lambert 症候群は抗 P/Q 型 VGCC 抗体による自己免疫性疾患であり，神経終末からのアセチルコリン遊離が低下し，筋無力症状を呈する．肺小細胞癌に多く合併する．

正解 b

問 12

45歳の女性．脳梗塞で入院した際の胸部X線写真で胸部異常陰影を指摘されて受診した．バイタルサインに特記する異常なし．身体所見，血液検査に特記する異常なし．動脈血ガス分析(room air)：pH 7.41，$PaCO_2$ 34 Torr，PaO_2 74 Torr，HCO_3^- 20 mEq/L．胸部CT写真(図A)と3D-CT写真(図B)を示す．この疾患について正しいものはどれか．2つ選べ．

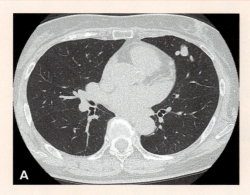
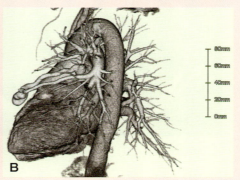

a. 外科的切除の適応である．
b. コイル塞栓術の適応である．
c. 経気管支的生検もしくはCTガイド下生検での診断が望ましい．
d. 左右シャントが生じている．
e. 下大静脈フィルターの適応である．

解説

　脳梗塞の既往があり軽度の低酸素血症を呈している．CT画像では肺野の結節影と，それにつながる異常血管を認める．3D-CT画像でははっきりと流入血管，流出血管が確認でき，肺動静脈瘻と診断できる．肺動静脈瘻は肺動脈と肺静脈が短絡した血管奇形であり，わが国では約20％が常染色体優性遺伝のOsler-Weber-Rendu病を合併する(皮膚，粘膜，内臓の多発毛細血管拡張と鼻出血などの反復する出血が特徴)．右左シャントを生じ，シャント血流が多くなると低酸素血症による労作時呼吸困難などの症状が出現する．血液検査では赤血球増多や動脈血酸素分圧低下を認める．右左シャントが原因の脳膿瘍や血栓症を生じ，神経症状が出現することがある．また肺動静脈瘻が破裂すると血胸を発症する．全例が治療の適応である．治療は血管内治療によるコイル塞栓術が普及しているが，血管結紮術，核出術，肺切除術などの外科的治療が行われることも多く，コイル塞栓か外科的切除か，その選択について一定の見解はない．生検は大出血のおそれがあるので行ってはいけない．前述のように血栓症状を呈することがあるが下大静脈フィルターで予防することはできない．

正解　a, b

問 13 32歳の男性．1か月前からの前胸部痛を主訴に受診した．喫煙歴はない．バイタルサインに特記する異常なし．前胸部正中に自発痛があるが，圧痛はない．血液検査所見に特記する異常なし．胸部 CT 写真(図)を示す．診断のために重要性の低い項目はどれか．

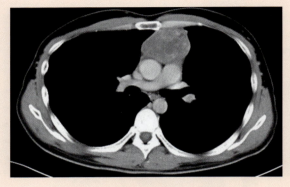

a. 抗アセチルコリンレセプター抗体
b. AFP(アルファフェトプロテイン)
c. hCG(ヒト絨毛ゴナドトロピン)
d. CEA
e. 可溶性 IL-2 レセプター

解説

　CT 画像上，前縦隔腫瘍を認める．頻度が高いのは胸腺腫であるが，胚細胞性腫瘍，悪性リンパ腫などが鑑別に挙がる．胸腺腫は重症筋無力症の合併を認めることがあるので，抗アセチルコリンレセプター抗体は測定すべきである．可溶性 IL-2 レセプターは悪性リンパ腫のマーカーであり診断的価値が高い．悪性胚細胞性腫瘍では診断と治療効果判定ともに AFP・hCG の測定が重要である．そのほか LDH 測定も重要である．CEA は頻繁に測定される腫瘍マーカーではあるが，前縦隔腫瘍における診断的有用性は低い．なお，腫瘍マーカー高値の悪性胚細胞性腫瘍の治療の主体は化学療法である．化学療法を施行し腫瘍マーカーが陰性化し，腫瘍が残存している場合は外科的切除を行う．腫瘍マーカーが陰性化しない場合の手術の妥当性は明らかでなく，化学療法を継続することが多い．

正解 d

問 14　22歳の男性．左胸痛と呼吸困難を主訴に近医を受診し，胸部X線写真で異常を認めたため搬送された．外傷の既往はない．これまでに何度か胸痛があったが自然軽快していたため医療機関を受診したことはなかった．意識清明．血圧 110/76 mmHg．脈拍 105回/分．呼吸数 24回/分．体温 36.5℃．SpO$_2$ 100％（酸素マスク5L投与下）．血液検査所見：白血球 12,000/μL，Hb 11.0 g/dL，Ht 36％，血小板 18万/μL．胸部単純X線写真（図）を示す．この疾患について正しい記述はどれか．**2つ選べ**．

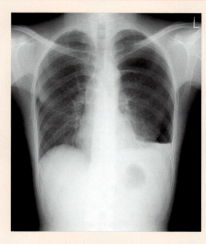

a．肺動脈が出血源であることが多い．
b．胸腔ドレナージを行う．
c．気管支動脈塞栓術の適応である．
d．過去に気胸を発症していた可能性が高い．
e．ショックになることは少ない．

解説

　若年男性で外傷とは関係のない胸痛と呼吸困難があり，過去にも胸痛が何度かあったという病歴から気胸が疑われるが，胸部X線写真では胸水の貯留も認める．自然気胸に血胸を合併した状態，すなわち特発性血気胸の可能性が高いと考えられる．特発性血気胸は，気胸を発症して肺が虚脱する際に，胸腔内の索状の癒着が切断されて出血することが最も多いとされている．特発性血気胸の責任血管が肺動脈の可能性は低い．気胸の既往があることが多いが，本人が自覚していないこともある．胸腔内は陰圧であり止血されにくいため診察時には1L以上の出血を来してショック状態になっていることもある．ドレナージを行い出血量が少なければ保存的に加療するが，ドレナージによって胸腔内の陰圧が強まることによって再度出血が多くなり，手術が必要となることも多い．手術については，状態が許せば胸腔鏡下に止血や血腫除去，肺嚢胞切除が行われることが多い．また近年は血管内塞栓術の報告も散見される．

正解　b，d

問 15 65 歳男性．無症状．胸部異常陰影のため受診した．3 年前に上行結腸癌のため右半結腸切除術を施行され，Stage II であった．血液検査所見：CEA 10 ng/mL（基準 5 以下），CA19-9 50 U/mL（基準 37 以下）．その他特記する異常なし．腹部 CT および消化管内視鏡検査上，異常を認めない．胸部 CT 写真（図 A，B）を示す．この疾患について正しい記述はどれか．2 つ選べ．

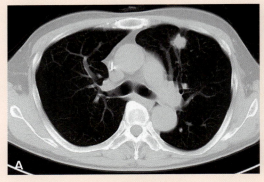
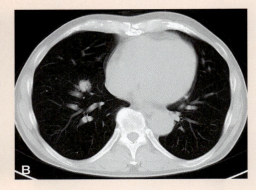

a. 両側性であるので手術適応はない．
b. 化学療法の適応である．
c. 手術適応基準として Thomford の基準がある．
d. リンパ行性転移が多い．
e. リンパ節転移を来すことはない．

解説

　結腸癌の既往のある患者の左肺 S3 区域と右肺 S8 区域に結節を認める．多発肺結節であり，腫瘍マーカーの上昇を認め，転移性肺腫瘍の可能性が高い．転移性肺腫瘍はほとんどが血行性転移といわれている．ただし肺に転移した腫瘍からリンパ行性に肺門縦隔リンパ節に転移することはあるといわれる．通常は原発癌の経過観察中に胸部異常陰影で発見されることが多い．治療については原発癌ごとに異なる．基本的には進行癌であるので化学療法になることが多いが，原発巣がコントロールされており，全身状態が耐えられるのであれば，切除を行うことも多い．転移性肺腫瘍の手術適応基準として Thomford の基準がある（**表 4-2**）．しかし，近年では完全切除が可能であれば，他臓器に転移のある腫瘍や，両側性の転移性肺腫瘍であっても手術適応とすることも多い．

表 4-2　Thomford の基準

① 全身状態が手術に耐えうる
② 原発巣がコントロールされている
③ 肺以外に転移再発がない
④ 肺転移が一側肺に限定している

正解 b，c

問 16

70 歳の男性．発熱，嚥下痛を主訴に受診した．糖尿病で治療中である．扁桃炎の診断で治療を開始されたが，翌日呼吸困難が出現した．体温 39.0℃．血圧 80/52 mmHg，脈拍 106/分．呼吸数 24 回/分．SpO_2 93％（酸素 5 L マスク投与下）．血液検査所見：白血球 25,000/μL，Hb 10.5 g/dL，血小板 15 万/μL，CRP 28.4 mg/dL．動脈血ガス分析：pH 7.34，$PaCO_2$ 32 Torr，$PaCO_2$ 65 Torr，BE －4.5 mEq/L．胸部 CT 写真（図）を示す．行うべき治療として<u>誤っている</u>ものはどれか．

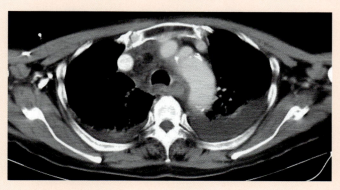

a. 抗菌薬投与
b. 胸腔ドレナージ
c. 心嚢ドレナージ
d. 縦隔ドレナージ
e. カテコラミン投与

解説

　口腔耳鼻科領域の炎症が下方の縦隔に進展し壊死性の縦隔炎を生じたものを，壊死性降下性縦隔炎と呼ぶ．敗血症やショック，DIC を発症しやすく，致死率が 10％ 以上にも及ぶ重篤な病態であり，早急にドレナージを含めた集中治療が必要である．診断は口腔耳鼻科領域の炎症のエピソードと，CT 上縦隔の膿瘍（明らかな膿瘍がなく，縦隔が浮腫状に見えることもある）を認めることで診断できる．治療には抗菌薬投与とドレナージが必要である．ドレナージは頸部からのみで可能なこともあるが，経胸腔的に縦隔切開ドレナージが必要となることも多い．胸腔鏡下に施行することも可能であるが，炎症が胸腔にも波及し，肺の癒着を認めることが多いので注意が必要である．

　設問の症例は病歴，CT 所見から壊死性降下性縦隔炎と診断され，DIC，敗血症に進展する可能性が高い状態である．抗菌薬とカテコラミン投与のうえ，早急に縦隔ドレナージを行う必要がある．両側胸水も認めるので胸腔ドレナージを考慮してもよい．心嚢水は明らかでないので現時点で心嚢ドレナージを行う必要はないが，炎症のため心嚢水の合併を認める症例もある．

正解 c

5

小児

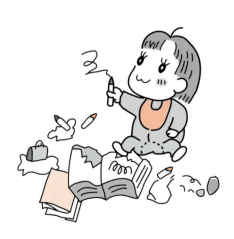
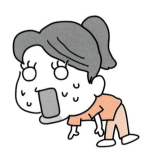

問 1

以下の新生児疾患のうち，死亡率が 10% 未満のものはどれか．

a. 食道閉鎖
b. 消化管穿孔
c. 直腸肛門奇形
d. 横隔膜ヘルニア
e. 臍帯ヘルニア

解説

　食道閉鎖や臍帯ヘルニアは心大血管奇形の頻度が高く，死亡率が高い．消化管穿孔は低出生体重児に発症することが多く，予後が悪い．横隔膜ヘルニアは重症例では肺低形成から肺高血圧症となり予後不良である．直腸肛門奇形は他疾患に比べ心大血管奇形の頻度が低く，中間位～高位の重症例も人工肛門を造設すれば死亡率は低い．長期的な排便機能のコントロールが問題となる．また，臍帯ヘルニアと混同されやすいが，腹壁破裂は合併奇形の頻度が低く，死亡率は 5% 以下である．

　各選択肢の死亡率は以下のとおりである（日本小児外科学会，2013 年新生児外科全国集計）；a. 食道閉鎖：15.5%，b. 消化管穿孔：18.2%，c. 直腸肛門奇形：2.5%，d. 横隔膜ヘルニア：13.3%，e. 臍帯ヘルニア：15.1%．50 年前にはこれらの疾患の死亡率は 60% 前後とされており，小児外科領域の発展により治療成績は改善している．

正解 c

問 2

出生前診断が最も困難な疾患はどれか．

a. 臍帯ヘルニア
b. 胆道拡張症
c. 食道閉鎖
d. 腸回転異常症
e. 横隔膜ヘルニア

解説

　臍帯ヘルニアは外観に大きな変化が現れるので，胎児エコーで指摘されることが多い．横隔膜ヘルニアも左胸腔内へ腸管などの脱出が認められ，胎児エコーで診断される．胆道拡張症は囊腫が小さなものは診断が難しいが，腹腔内囊胞として胎児エコーで発見されることがある．

食道閉鎖は胸部に拡張した上部食道盲端，または羊水過多が認められ，上腹部の胃泡が認められないことから，疑われることがある．腸回転異常症は出生前に診断されることはほとんどなく，選択肢の中では最も困難である．

正解 d

問3 横隔膜ヘルニアについて誤っているものはどれか．

a. 左側に生じることが多い．
b. 出生と同時に気管内挿管をする．
c. 遅発性の場合，予後は不良である．
d. 肝臓が胸腔内へ脱出していると予後不良である．
e. ヘルニア嚢がないものが多い．

解説

先天性横隔膜ヘルニアは横隔膜の左背側が欠損したBochdalek孔ヘルニアが多く，ほとんどが無嚢性である．近年は胎児エコーやMRIによって出生前診断されていることが多く，出生後は自発呼吸が出る前に速やかに挿管すべきである．啼泣によって空気を飲み込むと，胸腔内に脱出した腸管が拡張し，呼吸障害を来すためである．また挿管管理下でも空気を嚥下することはあるため，胃管を挿入する．出生後のマスク換気は禁忌に近い．手術は主に左季肋下切開による経腹アプローチで行われ，胸腔内に脱出した臓器(腸，脾臓，肝臓など)を腹腔内に還納してヘルニア孔を閉鎖する．

本疾患の予後因子は肺の低形成であり，手術によって脱出腸管を腹腔内に戻して胸腔にスペースを確保しても，肺がすぐに拡張して呼吸状態が劇的に改善するわけではない．注意深い管理が必要である．肝臓の脱出があると肺の換気容積は極端に小さくなり予後不良であることが多い．幼児期に発症する遅発性の横隔膜ヘルニアは肺の低形成がないため，予後は良好である．なお，出生直後の緊急手術はリスクが高いので胎児循環遺残(肺高血圧状態)が軽減するのを待って出生48〜72時間後に待機的手術を行うことが多い．新生児遷延性肺高血圧症(persistent pulmonary hypertension of newborn；PPHN)の管理として，高頻度振動換気法(high frequency oscillation；HFO)は15 Hzで空気を振動させ拡散によって酸素化と換気を行う．コンプライアンスの悪い未熟肺への圧損傷を減らす効果がある．また肺血管拡張薬としての一酸化窒素(NO)の吸入も近年一般的になってきた．体外的膜型人工肺(extra corporeal membrane oxygenation；ECMO)や胎児手術なども報告されている．

正解 c

問 4

necrotizing enterocolitis（NEC）について誤っているものはどれか．2つ選べ．

a. 低出生体重児に発生する．
b. 超低出生体重児では発生はまれである．
c. 母乳の早期投与によってNECの予防効果があるといわれている．
d. 内科的治療では改善しないため，手術介入が必須である．
e. 広範囲壊死の症例は予後不良で，短腸症候群となることもある．

解説

壊死性腸炎（necrotizing enterocolitis；NEC）は低出生体重児において未熟な腸管に虚血や低酸素，細菌感染などを来し，腸粘膜の損傷から腸管の壊死性変化が生じると考えられている．在胎週数が少なく，出生体重が小さくなるほど発生リスクが高い．母乳に含まれる分泌型IgA，マクロファージなどの免疫活性物質が細菌の侵入を防ぎNECの予防効果があるといわれている．超低出生体重児でNECを疑った場合でも手術のリスクが高いためしばしば保存的加療が選択されるが，治療に反応せず全身状態の悪化がみられる場合や腸穿孔が疑われる場合は外科的治療を選択すべきである．在胎週数が少なく，病変範囲が広い症例ほど予後不良であり，大量切除によって短腸症候群となることもある．

正解 b, d

問 5

小児の急性虫垂炎について正しいものはどれか．

a. 1〜6歳の幼児期に好発する．
b. 乳児期には発症しない．
c. 成人例に比べて病状の進行が速く，穿孔率が高い．
d. CT検査と比較して超音波検査は感度が低い．
e. 腹腔鏡手術の適応はない．

解説

小児の急性腹症の中で最も一般的な疾患であり，臨床の現場でよく遭遇する．年長児（7〜15歳）に多いが新生児例も報告されており，全年齢層に起きる．また成人に比べて病状の進行は速く，穿孔率が高いのも特徴的である．

McBurneyの圧痛点や反跳痛（Blumberg徴候）を認めたら同疾患を疑うが，まずは超音波検査を行うべきである．小児では成人に比べて体格が小さく皮下脂肪や大網が未発達なこともあ

り超音波検査の診断精度が高い．虫垂の壁構造の不明瞭化などCT検査よりも細かい情報が取れることも多い．また小児期は放射線被曝に対する感受性が成人より高いと指摘されており，不必要なCT検査は控えるべきである．近年は一般診療として腹腔鏡下虫垂切除術が行われており，安全にできる体制があればよい適応である．

正解 c

問6

1か月健診時に著明な腹部膨満を認め受診した．在胎週数40週1日，体重3,150gで出生した男児である．最初の胎便排出は出生の36時間後であった．退院後も排便は2〜3日に1度しか認めていなかった．注腸造影写真（図）を示す．本疾患について誤っているものはどれか．

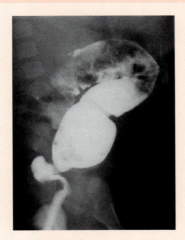

a. 短域型が約75％を占める．
b. 約5,000出生に1例の割合で発症する．
c. 直腸粘膜生検においてAChE活性の増強が確定診断に有用である．
d. 直腸肛門内圧検査では直腸肛門反射が陽性となる．
e. 浣腸や肛門ブジーの管理で排便コントロールがつけば人工肛門は造設しない．

解説

本患児は正期産の成熟児である．出生から24時間以上で最初の排便がみられているので，胎便排泄遅延である．通常，新生児期の排便回数は1日5〜10回程度であるが，この症例では十分に便が出ておらず腹部膨満も認めている．注腸造影検査では肛門付近の直腸が拡張しておらずcaliber changeを認め，S状結腸は拡張している．典型的なHirschsprung病の所見である．Hirschsprung病は胎生期に食道から肛門まで下行性に分布する腸管神経節細胞が途中で停止し無神経節腸管を形成する．Auerbach神経叢とMeissner神経叢の両方が欠損する．病変部位は拡張不良，通過障害を認め，胎便排泄遅延や腹部膨満，胆汁性嘔吐を生じる．約5,000出生に1人の割合で発症し，男女比は3.5：1で男児に多い．短域型とは無神経節症が直

腸から S 状結腸に限局するものとされ(short segment aganglionosis),約 75% を占める(**表 5-1**).直腸肛門内圧検査は正常児では直腸肛門反射を認めるが本疾患では陰性となる.直腸粘膜生検における AChE(アセチルコリンエステラーゼ)染色活性の増強が確定診断となる.浣腸,洗腸や肛門ブジーで排便コントロール可能なことが多く,成長を待って生後 3〜4 か月(体重 5〜6 kg)で一期的根治術が行われる.本症例は短域型(short)であるので,排便コントロール可能である可能性が高い.全結腸型など排便コントロールがつかない症例では正常の腸管に人工肛門が造設される.手術は Soave 法,Swenson 法,Duhamel 法などがあり,その変法として経肛門的手術や腹腔鏡補助下の術式もある.

表 5-1 Hirschsprung 病の分類

分類	無神経節部の広がり
短域型(short)	直腸と S 状結腸まで
長域型(long)	S 状結腸よりも口側に広がる
全結腸型(total colon)	結腸全体と小腸 30 cm まで
広範囲型(extensive)	結腸全体と小腸 30 cm 以上に広がる

正解 d

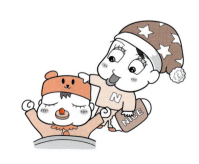

問7 肛門奇形について誤っているものはどれか．

a. 約5,000出生に1例の頻度で発生する．
b. 総排泄腔遺残は女児に発生する．
c. 低位鎖肛は全体の約6割を占める．
d. 直腸盲端と恥骨直腸筋の位置関係が重症度診断に重要である．
e. 出生直後の緊急手術を行う．

解説

　直腸肛門奇形（鎖肛）は約5,000出生に1例の頻度で発生し，男女比は3：2である．倒立X線撮影（invertography）は鎖肛の病型診断のための特徴的な検査である（図5-1参照）．わが国における直腸肛門奇形研究会の集計では，低位型が57%である．直腸盲端が完全に閉鎖している場合もあるが，多くはどこかと瘻孔を形成している．低位であれば肛門窩より前方の皮膚（男児ならば陰囊近く，女児ならば腟との境），中間位～高位であれば，男児ならば尿道や膀胱，女児ならば腟や子宮などと瘻孔を形成していることが多い．総排泄腔遺残は尿道と腟，直腸が共通となった総排泄腔が外陰部に開口した状態であり，女児に発生する．また，骨盤底筋群のうち便の保持に最も重要なのは恥骨直腸筋といわれている．恥骨直腸筋はinvertographyにおけるm線とI線の間に位置するため，直腸盲端がI線を越えている低位鎖肛では直腸は恥骨直腸筋を貫いていることとなり，将来的な排便機能がよいとされている．出生後は絶食，胃管挿入，点滴管理を基本とし，出生後12時間以上経過して直腸盲端部に空気が達した時点でinvertographyを行う．一般的に低位鎖肛は新生児期に根治術を行うが，中間位および高位ならば人工肛門造設してから生後3か月以降に根治術を行う．出生直後に緊急手術を行うことはない．

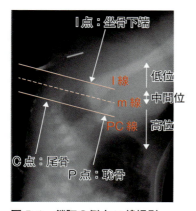

図5-1　鎖肛の倒立X線撮影

正解　e

問8 生後2か月の女児．1か月健診では特に異常を認めなかったが，その後徐々に便が白くなってきたとのことで外来を受診した．母親が持参したおむつに付着した便の写真（図）を示す．この症例に対して誤っている対応はどれか．2つ選べ．

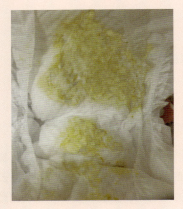

a. 採血を行う．
b. 腹部超音波検査を行う．
c. 1か月後に再診を指示し，便色のフォローをしてもらう．
d. 経皮経肝胆道造影を行う．
e. 試験開腹術を行い確定診断をつける．

解説

　胆道閉鎖症に関する問題である．生後2〜3か月までのできるだけ早い段階で手術介入をする必要があり，2011（平成23）年12月の厚生労働省令より母子手帳には便色カラーカードを掲載することが義務づけられた．設問のように1か月健診の時点では便色が正常であっても徐々に白くなってくることがあるため，便色カラーカードが重要である．3か月を過ぎると，肝硬変が進行してしまい葛西手術（肝門部空腸吻合術）を行っても減黄が得られず肝移植が必要となったり，ビタミンKの吸収障害から凝固異常を来し脳出血などが生じるリスクが高くなる．胆道閉鎖の診断には血液検査や腹部超音波検査は必須である．直接型優位のビリルビン上昇を確認し，肝不全の程度を評価する必要がある．また腹部超音波検査では肝内胆管が確認できないこと，肝門部などに囊胞性病変を認めないか，胆囊が哺乳と関係なく虚脱していることなどを確認する．

　そのほか，十二指腸チューブを用いて胆汁排出がないことを確認する十二指腸液検査，胆道シンチグラフィなどが行われることが多いが，これらの検査では胆道閉鎖症の確定診断には至らない．胆汁排泄が不十分なこと，胆道が虚脱していることを証明してもAlagille症候群や新生児肝炎，様々な代謝異常などで十分な胆汁が生成されていない場合でも同様の検査所見が得られることがあるためである．確定診断を行うためには試験開腹のうえ，虚脱した胆囊内に造影チューブを挿入し，圧をかけても肝内胆管が造影されないことを証明する必要がある．胆道閉鎖症では肝内胆管は拡張しておらず経皮経肝胆道造影は施行できない．

正解 c, d

問 9

小児に対する鼠径ヘルニア修復術に関して誤っているものはどれか．

a. 外鼠径ヘルニアが大部分である．
b. 1歳までに約90％が自然治癒する．
c. 鼠径アプローチ，腹腔鏡アプローチ，どちらも高位結紮が手術の原則である．
d. 小児は嵌頓しやすい．
e. 早産児に発症しやすい．

解説

小児の鼠径ヘルニアのほとんどは胎生期の腹膜鞘状突起の遺残が原因で発症する外鼠径ヘルニアである．満期産児の1～5％，早産児の16～25％に発症するといわれている．早産児は発達とともに脱出がしなくなることもあるが，これは比較的まれな場合である．基本的に自然治癒はほとんど期待されない．なお臍ヘルニアは1歳までに約90％が自然治癒する．

小児では成人に比べて嵌頓しやすいが用手整復可能なことが多く，緊急手術となることはまれである．手術の原則は高位結紮術（high ligation）である．腹膜前脂肪織レベルまたは下腹壁動静脈レベルでヘルニア嚢を結紮するのみでよく，鼠径管の後壁補強は必要ない．高位結紮術の成績は非常に良好で，術後の再発率は0.2～0.5％程度である．最近では腹腔鏡によるLPEC法（laparoscopic percutaneous extraperitoneal closure；腹腔鏡下経皮的腹膜外ヘルニア閉鎖法）を行う施設も増えている．また男性不妊の原因に小児期のヘルニア手術歴を指摘する報告もある．

正解 b

問 10

小児泌尿器疾患について誤っているものはどれか．

a. 停留精巣は小児泌尿器疾患の中で最も頻度の高い疾患である．
b. 非触知精巣のうち精巣が消失している場合，遺残組織があれば摘出する．
c. 停留精巣では正常精巣に比べて悪性化のリスクが高い．
d. 精巣捻転は乳幼児に好発する．
e. 精巣捻転の機能回復が期待できるgolden timeは6～8時間といわれている．

解説

停留精巣は小児泌尿器疾患のうち最も頻度が高い疾患である．鼠径部に精巣が触知されるのを狭義の停留精巣，陰嚢上部にあって用手的に陰嚢内へ降ろせるものは移動性精巣と呼ぶが，両方あわせて広義の停留精巣ともいわれる．精巣を触知しない場合，非触知精巣といわれる

が，腹腔内にある場合や精巣が消失している場合がある．精巣が消失（vanishing testis）している状況は胎児期に内分泌の異常や精巣捻転によって生じるが，遺残組織があった場合は癌化のリスクから摘出することを勧める．停留精巣の患児では癌化のリスクが正常精巣に比べて5～10倍といわれている．精巣固定術を行うことで癌化のリスクを軽減できるといわれているが，明確なエビデンスはない．精巣捻転は精巣鞘膜がbell clapper型を呈しているケースが多く，陰嚢の容量増大に伴って思春期以降に発症することが多い．精巣機能の回復を期待できるgolden timeは6～8時間といわれており，発症から検査に時間をかけずに手術をすることが重要である．

正解 d

問11 被虐待症候群について誤っているものはどれか．2つ選べ．

a. 被虐待児の80%は5歳以下である．
b. ネグレクトは被虐待症候群の原因にならない．
c. 被虐待児の90%に皮膚症状を伴い，新旧混在するのが特徴である．
d. 虐待を疑った場合，医療関係者が児童相談所へ通報する権利がある．
e. 虐待にはチーム医療で対応するのが重要である．

解説

被虐待児の80%は5歳以下で，なかでも40%が1歳以下といわれている．虐待は身体的虐待，ネグレクト，心理的虐待，性的虐待の4種類に分類するのが一般的である．被虐待症候群（battered person syndrome；BPS）は，虐待が日常的に継続することで被害者が抵抗しなくなり，自然な行為として受け入れてしまう状態を指す．ネグレクトとは子供の養育の放棄を意味し，適切な食事を与えない，衣服を不潔なままにする，病気の子供を医療機関へ受診させない，などである．被虐待児の90%に皮膚症状を認め，新旧混在する打撲痕や熱傷痕が特徴的である．また，親の説明に矛盾のある受傷機転，寝返りもできない子の不可解な骨折，新旧混在する骨折や硬膜下血腫などを認めた場合，虐待を疑うべきである．児童福祉法では児童虐待を疑ったすべての国民に，児童相談所や市町村の担当窓口，福祉事務所への通告を義務としている．権利ではないことが重要である．医師が虐待を疑った際，保護者に直接虐待の有無を確認することはトラブルの原因となりやすい．保護者が逆上して怒りの矛先が医師に向かう場合や，無理やり子供を連れ帰る場合，次から病院に来なくなる場合も考えられる．医師だけでなく，ソーシャルワーカーなどの他職種を交えたチーム医療で対応するのが重要で，病院だけでなく児童相談所や警察，市町村や学校を交えて対策を導くべきである．なお小児期に虐待を受けた人は成人になって自らが虐待の加害者となるリスクが2～3倍といわれており，虐待の連鎖といわれている．

正解 b, d

問 12 小児の熱傷について誤っているものはどれか．2つ選べ．

a. burn index が 5 以上は重症熱傷である．
b. 熱傷面積の判定には 5 の法則が用いられる．
c. 気管内径が狭いためわずかな粘膜の腫脹が原因で気道狭窄を来す．
d. 受傷後は熱傷面積に応じて 5% グルコース液を投与する．
e. 加熱液体による熱傷が 90% を占める．

解説

　小児は頭部の比率が大きいため，熱傷面積の判定は 5 の法則を用いる（成人は 9 の法則である）．手掌法（手掌面積を約 1% とする）も簡便な方法である．重症度の判定では，Ⅰ度熱傷の面積は加えず，Ⅱ度とⅢ度の面積で計算する．burn index（Ⅲ度の熱傷面積＋Ⅱ度熱傷面積×1/2）が 10～15 以上を重症とする．小児の熱傷は成人と比べて深度が深くなりやすく，体重に対する体表面積が大きいため，同じ面積でも重症化しやすい．初期輸液には細胞外液を使用することが一般的であるが，乳児では低血糖に留意して輸液に糖質を混ぜることも推奨されている．小児の気道熱傷では気道内径が狭いため，軽度の粘膜浮腫が急激な気道狭窄を来すことがある．気道熱傷を疑った場合は積極的に気管支ファイバースコープでの検査をするべきである．わが国の小児の熱傷は 90% が加熱液体によるものである．以前は熱湯の入った浴槽への転落事故が多かったが，ここ 10～20 年で風呂場の熱傷は激減し，湯沸かし器のお湯などに関連した小熱傷患者が増えている．

正解　a, d

問 13 小児肝移植について誤っているものはどれか．2つ選べ．

a. 胆道閉鎖症に対して施行されることが多い．
b. 10 年生存率は約 50% ほどである．
c. HLA 不適合は生存率に影響しない．
d. 保険診療の適用外で基本的には自費となる．
e. 虐待が疑われる脳死患児からは臓器提供ができない．

解説

　国内の生体肝移植は 1989 年に初めて施行され，2015 年までに 8,000 例を超える症例数がある．脳死肝移植は 300 例を超えた．18 歳以上の成人で年間 300～450 例，18 歳未満の小児で年

間100〜130例に施行され，すでに確立した治療といえる．

小児肝移植の約3/4が胆道閉鎖症であり，劇症肝炎や代謝性疾患がそれに続く．全体の10年生存率は約80%であり，術後早期の死亡が多い．肝移植ではHLAの適合の差は基本的には生存率に影響しない．なお血液型不適合移植は適合例よりも成績が劣るが，免疫抑制薬の研究開発に伴い術後の生存率は改善しつつあり禁忌ではない．

生体肝移植，脳死肝移植とも保険適用となっている．また胆道閉鎖症は小児慢性特定疾患による公費負担もあり，医療費としての負担は軽い．

2010年7月に施行された改正臓器移植法によって，脳死患者の家族の同意があれば本人の意思が不明でも臓器提供が可能となり，また15歳未満の小児からの臓器提供も認められた．ただし虐待を受けていた患児からは臓器提供はすることができない．小児の脳死移植はなかなか勧めにくいのが現状で，その理由として虐待の否定の困難さ，患者家族の心境，小児施設での対応の不備などが挙げられる．2016年2月の時点で15歳未満としては11例の脳死移植が施行され，より判定基準が厳しい6歳未満では5例からの臓器提供があった．

正解 b, d

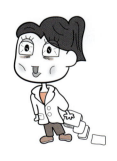

6

乳腺・内分泌

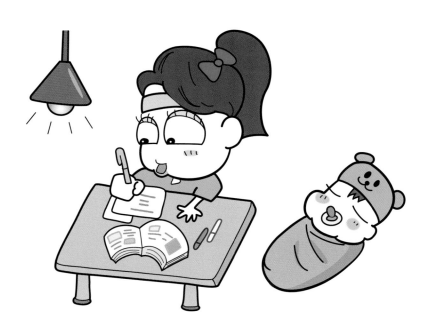

〔乳腺〕

問 1 以下の乳癌に関する記述のうち誤っているものはどれか．2つ選べ．

a. わが国の乳癌の年間死亡者数は2万人を超えている．
b. わが国の乳癌死亡率は2010年頃より横ばい傾向である．
c. 家族性乳癌は日本人乳癌の約3割を占める．
d. 男性乳癌は全乳癌患者の1％を占める．
e. 男性乳癌は浸潤癌で見つかる割合が高い．

解説

わが国の乳癌死亡者数は13,240人（2014年）である．日本人女性の乳癌罹患者数は推定81,319人で，がんの部位別罹患数では日本人女性の第1位（以下，大腸，胃，肺，子宮と続く），死亡者数は大腸，肺，胃，膵臓に次いで第5位である．2011年の罹患，死亡データに基づく年齢階級別罹患リスクからは，日本人女性の約12人に1人が生涯で乳癌に罹患すると推定されている．なお，死亡率は戦後増加の一途であったが，2010年頃より横ばいに転じている．国立がん研究センターのWebページ（がん情報サービス）に臓器別・年代別のデータが掲載されており，わが国の傾向を知ることができる．男性乳癌は全乳癌患者の約1％である．ホルモン受容体陽性率が高く，薬物療法としては女性と同様，ホルモン療法が適用される．危険因子は高エストロゲン状態，放射線被曝，肝硬変など．発見が遅くなることも影響し，初診時浸潤癌の割合が高い．家族性乳癌は全体の5〜10％ほどである．

正解 a, c

問2

乳癌の手術における腋窩郭清について，次の文中の空欄(数字)にあてはまる語句の組み合わせとして正しいものはどれか．

　乳癌の手術における腋窩郭清の主な役割はステージングであり，術後補助療法の選択のために行われる．そのため，可能な限り神経・血管・筋肉などを温存し，患側上肢の術後機能障害を予防すべきである．温存すべき重要な脈管・神経として胸肩峰動静脈胸筋枝，上・中間・下胸筋神経，[①]神経，[②]神経，[③]神経がある．このうち，下胸筋神経は大胸筋外縁でこれに伴走する血管を確認し，温存するように操作することで温存できる．これを切離すると，術後に大胸筋[④]部の萎縮を来す．深胸筋膜を切開すると，腋窩腔が開放され，軟らかい脂肪組織が飛び出すように広がる．下胸筋神経に伴走する血管が腋窩静脈に流入することから腋窩静脈を見つけることもできるが，腋窩静脈を露出するにはこの深胸筋膜を開くことが大切である．腋窩静脈に沿った外側へのリンパ節郭清を肩甲下動静脈周囲へ進め，起始部の脂肪組織を剝離し，肩甲下筋前面の脂肪組織を尾側に剝離していく．このとき内側から[③]神経が近づいてくる．[③]神経を切離すると教科書的には[⑤]筋の働き(上腕の内転外旋)が低下するとされる(Halstedの時代には外側のリンパ節郭清を徹底するためにこの神経を切っていたが，実際は周囲の筋群によって機能が補完され，欠落症状はほとんど出なかったようである)．[①]神経は，上腕の内側，背側の知覚を司る肋間神経の外側皮枝であり，手術中は第2，第3肋間神経からの分枝を確認できる．転移リンパ節が近いなどの理由で，これらは切らざるを得ない場面もあるが，術後の感覚障害や疼痛により患者のQOLは下がる．[②]神経は，外側胸動静脈より2〜3 cm背側に胸壁に沿って存在し，[⑥]筋に入る．これを切ると翼状肩を呈することがある．

a. ①肋間上腕，②長胸，③胸背，④下外側，⑤広背，⑥前鋸
b. ①長胸，②肋間上腕，③胸背，④上外側，⑤前鋸，⑥広背
c. ①肋間上腕，②長胸，③胸背，④上外側，⑤前鋸，⑥広背
d. ①肋間上腕，②胸背，③長胸，④下外側，⑤広背，⑥前鋸
e. ①肋間上腕，②長胸，③胸背，④下内側，⑤広背，⑥前鋸

解説

正解 a

問 3

閉経後女性において，女性ホルモンの産生に関与している組織はどれか．**2つ選べ**．

a. 卵巣
b. 子宮
c. 副腎
d. 脂肪組織
e. 副甲状腺

解説

女性ホルモンの産生の仕組みには大きく分けて2つあり，①下垂体からのACTH刺激で副腎からアンドロゲンが分泌され，全身の脂肪組織にあるアロマターゼの働きでエストロゲンに変換される仕組みと，②卵巣からのエストロゲン産生である．閉経前は前者により産生されるエストロゲン量が後者に比べて圧倒的に少ないので，①は無視できるほどであるが，閉経後は卵巣からのエストロゲン分泌がなくなるので①による産生機構が主体となる．

正解 c, d

問 4

線維腺腫について**誤っている**ものはどれか．

a. 触診で触れる場合は可動性良好である．
b. 若年者の腫瘤の大半を占める．
c. 女性ホルモンの影響を受ける．
d. 急速に増大する場合や退縮する場合がある．
e. 高齢者の線維腺腫では微細石灰化の集簇が特徴的である．

解説

線維腺腫は頻出問題である．本疾患は良性腫瘍で，正常の乳腺発達過程からの逸脱と考えられている．発生頻度は高く，腺葉全体から発生していることから女性ホルモンの影響を受けており，月経周期により大きさが変化(妊娠期間中には急激に増大することがある)する．通常の線維腺腫は1/3が縮小あるいは消失する．年齢が若く，小さなもので，臨床的画像的に特徴的な所見(超音波で辺縁平滑境界明瞭，高齢者ではマンモグラフィで粗大な石灰化がみられ，時にポップコーン様と表現される)が認められるものは経過観察(あるいは細胞診など)が行われ，4cmを超えるような大きなものや急速増大したものについては針生検をし，葉状腫瘍との鑑別をする．治療は診断がつけば経過観察であり，抗エストロゲン薬などは使用しない．巨大な

もので切除が望ましいと判断された場合は，5 mm 程度のマージンで切除する．

正解 e

問 5

乳癌術後のフォローアップ検査として推奨されているものはどれか．

a. マンモグラフィ＋超音波＋CT＋骨シンチグラフィ＋腫瘍マーカー
b. マンモグラフィ＋超音波＋CT＋骨シンチグラフィ
c. マンモグラフィ＋超音波＋CT
d. マンモグラフィ
e. 血液検査のみで画像検査は行わない

解説

術後 3 年までは 3～6 か月ごと，5 年までは半年～1 年ごと，5 年以降は年 1 回の問診，視触診を行う．術後フォローアップ検査として推奨されているものは年 1 回のマンモグラフィのみである．ただし，高リスク群（家族性など）では MRI による温存乳房や対側のスクリーニングが有用かもしれない．また，一般健診では 40 歳以上で 2 年に 1 度のマンモグラフィ検診が推奨されている．

正解 d

問 6

乳癌のホルモン療法について，誤っているものはどれか．2 つ選べ．

a. タモキシフェンは閉経後には使用できない．
b. アロマターゼ阻害薬は閉経前には使用できない．
c. タモキシフェンは臓器によって作用が異なる．
d. エストロゲンは核内受容体に結合して作用を発揮する．
e. タモキシフェンの副作用に骨粗鬆症がある．

解説

タモキシフェンは選択的エストロゲン受容体モジュレーターであり，臓器によって作用が異なることから選択的と呼ばれている．エストロゲン受容体陽性の乳癌に対しては増殖抑制的に働くが，子宮内膜に対しては増殖促進方向に働く．癌細胞上のエストロゲン受容体のリガンド結合部位にエストロゲンと競合的に結合する（エストロゲンの機能抑制）する．よって閉経にか

かわりなく使用可能である．一方アロマターゼ阻害薬は閉経後にのみ使用可能である．副腎由来のアンドロゲンをエストロゲンに変換するアロマターゼを阻害し，血中エストロゲン濃度を下げることで薬効を発揮(エストロゲンの産生抑制)するが，閉経前は卵巣から産生されるエストロゲンが比較にならないほど大量であるため，アロマターゼ活性を阻害しても血中エストロゲンの濃度を下げる効果は期待できない(現在，保険適用の問題はあるが，再発症例では，LH-RH アゴニストとの併用でアロマターゼ阻害薬を使用することはある)．エストロゲンは脂溶性ホルモンで核内受容体であるエストロゲン受容体に作用する(膜型エストロゲン受容体というものも存在するが，詳細は割愛する)．骨粗鬆症の副作用があるのはアロマターゼ阻害薬(エストロゲン産生抑制)であり，タモキシフェンにはむしろ骨保護作用がある．

正解 a, e

問 7 乳癌の化学療法について誤っているものはどれか．2つ選べ．

a. Stage ⅡA に対して術前化学療法を施行した．
b. HER2 陽性乳癌の術後補助療法としてトラスツズマブを 1 年間投与した．
c. 心機能が著明に低下している患者さんに，AC 療法を施行した．
d. 一次治療ではアントラサイクリンとタキサンの両方を使用する．
e. 術後放射線照射と同時に施行する．

解説

乳癌の化学療法のレジメンを問う問題も出題されている．乳癌で基本となる抗がん剤の組み合わせがアントラサイクリン＋タキサンであること，HER2 陽性ではトラスツズマブを追加することは重要なポイントである．また代表的な略語も知っておく必要がある(AC，FEC，CAF，FEC，CMF など)．毒性の観点から術後の放射線照射と同時にすることはない．化学療法の後に放射線治療を行うのが一般的である．なお，術前化学療法のメリットは治療効果が判定できる，温存手術が可能になる場合があるなどであるが，化学療法が奏効せず，経過中に進行してしまう可能性や化学療法が過剰になる可能性があるなどのデメリットが生じる可能性もある．術後検体で pCR(病理学的に完全奏効)が得られた症例は予後良好である．

正解 c, e

問 8

75歳の女性．数年前から右乳房の腫瘤を自覚していたが受診しなかった．最近になって出血と異臭が強くなったため来院した．腫瘤は潰瘍を形成して皮膚浸潤しており，出血が認められたが胸壁固定はみられなかった．針生検にてホルモン受容体陽性 HER2 陰性の乳癌であることがわかった．腹部超音波検査にて肝臓に 5 cm 大の腫瘤を 1 つ認めた．血液検査成績は白血球 15,000/μL，Hb 7.9 g/dL，CRP 4.0 mg/dL であった．最初に行う方針として適切なものはどれか．2 つ選べ．

a. 乳房切除術
b. 経過観察
c. 輸血
d. 抗がん剤投与
e. 肝生検

解説

　乳癌の緩和手術に関する設問である．腫瘍組織からの出血により貧血状態である．すぐに輸血が必要というほどではなく，手術により出血コントロールができるかどうか検討すべきである．設問では胸壁固定がなく，乳房切除を考慮したい．感染がなく，全身状態が良好であれば抗がん剤治療も考えられるが，このような症例では局所からの滲出液などのため，低アルブミン血症となり栄養状態が悪く，抗がん剤治療を行いにくい場合が多い．また，時期を逃すと手術不能になる可能性があるので注意が必要である．すでに胸壁固定があり手術不能と判断される場合には局所への放射線照射を考慮する．また，病期診断のため肝生検は実施する．乳癌は局所の所見が派手であっても遠隔転移がない症例も多い．

正解 a, e

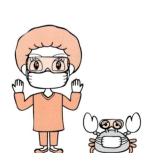

〔内分泌〕

問1 甲状腺についての解剖に関して正しいものはどれか.

a. 上甲状腺動脈は外頸動脈から分岐する.
b. 中甲状腺動脈は外頸動脈から分岐する.
c. 下甲状腺動脈は総頸動脈から分岐する.
d. 右反回神経は総頸動脈を，左反回神経は大動脈弓を迂回する.
e. Berry 靱帯は甲状腺と食道の間の靱帯である.

解説

甲状腺を栄養する動脈は上下甲状腺動脈と，静脈は中甲状腺静脈が主な血管である．上甲状腺動脈は外頸動脈から，下甲状腺動脈は鎖骨下動脈から分岐し，中甲状腺静脈は内頸静脈に流入する．中甲状腺動脈は一般には存在しない．反回神経は迷走神経から分岐し，右は鎖骨下動脈を左は大動脈弓を反回する．そのため手術で反回神経を探すときには，右側は気管と総頸動脈間を，左側は気管と食道の間を探すとよい．まれに反回神経が存在しない破格（非反回神経）があり，右側に多く，鎖骨下動脈の起始異常に併存しやすい．左側の非反回神経は内臓逆位の症例で要注意である．Berry 靱帯は甲状腺を気管に固定する靱帯である．

正解 a

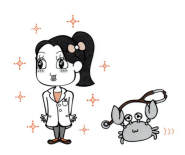

問2

穿刺吸引細胞診による診断が最も困難な甲状腺腫瘍はどれか．

a. 甲状腺乳頭癌
b. 甲状腺濾胞癌
c. 甲状腺髄様癌
d. 甲状腺乳頭癌リンパ節転移
e. 悪性リンパ腫

解説

甲状腺濾胞癌は細胞異型が少なく細胞診による診断確定は困難なことが多い．遠隔転移がなければ，切除検体の病理組織診断で①脈管侵襲，②被膜外浸潤，③低分化癌の所見により診断をつけることができる．各甲状腺癌の疾患の特徴的な内訳は，『第1集増補版』p164 表5-9を参照．

正解 b

問3

24歳の男性．3か月前から前頸部腫脹を自覚し，来院した．穿刺吸引細胞診にて甲状腺乳頭癌と診断された．同時に施行された胸部CT検査において多発肺転移を認めた．『甲状腺癌取扱い規約（第7版）』に基づく病期はどれか．

a. Ⅰ
b. Ⅱ
c. Ⅲ
d. ⅣA
e. ⅣB

解説

甲状腺癌の予後は年齢因子が強くかかわっており，45歳未満と以上では大きな違いがある．甲状腺乳頭癌・濾胞癌の病期分類では，本症例のように45歳未満は遠隔転移があってもStage Ⅱである．高齢者は未分化癌が多く予後不良である．甲状腺癌のStage分類についての詳細は，『甲状腺癌取扱い規約（第7版）』（金原出版，2015）p 12の表を参照のこと．

正解 b

問 4　72 歳の女性．近医で甲状腺腫瘍を指摘され受診した．腫瘍からの穿刺吸引細胞診写真（図 A，B）を示す．自覚症状はない．正しい診断はどれか．

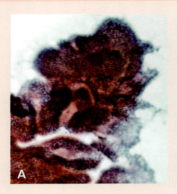
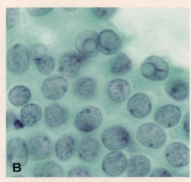

a. 慢性甲状腺炎
b. 乳頭癌
c. 濾胞癌
d. 未分化癌
e. 悪性リンパ腫

解説

典型的な乳頭癌の細胞診所見である．図 A の弱拡大では乳頭状構造が観察され，図 B の強拡大で封入体（黄色い矢印）と核の切れ込み（赤い矢印）が確認される．

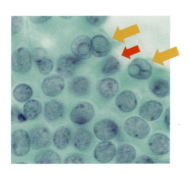

正解 b

問5

45歳の女性．2日前からの咽頭痛と発熱を主訴に来院した．血圧144/74 mmHg, 脈拍101回/分, 整, 呼吸数14回/分, 体温38.5℃. 両側口蓋扁桃に発赤腫脹を認める．甲状腺機能亢進症と診断され1か月半前から抗甲状腺薬を内服している．次に行う検査はどれか．

a. 血液像検査
b. 血清生化学検査
c. 頸部造影CT検査
d. 前口蓋弓の穿刺
e. A群β溶連菌迅速検査

解説

主な抗甲状腺薬（チアマゾール，プロピルチオウラシル）の重篤な副作用として無顆粒球症に注意が必要である．多くは内服開始から3か月以内に発症する．頻度は0.4%とまれだが，内服患者は多く毎年死亡報告例が発生している．好中球が1,000/μL未満の場合は直ちに抗甲状腺薬を中止し，G-CSF投与を行う．無顆粒球症が疑わしければすぐに血液像（好中球数）の確認，内服中止，感染対策（予防的抗菌薬投与）の検討が必要である．

正解 a

問6

42歳の女性．数日前より発熱と倦怠感が出現し，昨日には食事摂取時に前頸部に増強する痛みを自覚し来院．診察時，甲状腺は軽度腫脹しており，強い圧痛を認めた．咽頭・喉頭に異常所見は認めなかった．本疾患について正しいものはどれか．

a. 頸部超音波で高エコーを呈する．
b. 抗甲状腺薬の投与が必要である．
c. 甲状腺自己抗体が上昇している．
d. 副腎皮質ステロイドの投与が有効である．
e. 抗菌薬の投与を行う．

解説

上気道炎を前駆症状とした甲状腺破壊に伴う甲状腺中毒症，亜急性甲状腺炎である．多くはウイルス感染が原因と考えられており，ムンプスウイルス，コクサッキーウイルス，エコーウイルスなどが想定されている．甲状腺ホルモンが大量に放出され，発熱，有痛性甲状腺結節，動悸，発汗過多などの中毒症状が特徴的である．甲状腺ホルモンの破壊放出後は甲状腺機能低下症になり，中毒症により低下していたTSHが上昇し，甲状腺は刺激再生される．

甲状腺中毒症では，FT3，FT4が高値となり，TSHは抑制される．中毒症の主な原因は，機能亢進症（Basedow病）と，破壊性甲状腺中毒症（無痛性甲状腺炎，亜急性甲状腺炎）である．それぞれの鑑別を表6-1に示した．治療は，発熱と疼痛に対して解熱鎮痛薬を使用するが，高熱や全身倦怠感が強度の場合はステロイドを投与する．また頻脈が顕著であればβ遮断薬の投与を行う．抗甲状腺薬や抗菌薬は有効ではない．

表6-1　甲状腺中毒症の鑑別

	破壊性甲状腺中毒症		甲状腺機能亢進症
	亜急性甲状腺炎	無痛性甲状腺炎	Basedow病
発症	急激		緩徐
痛み	あり	なし	
触診	結節を触知	びまん性腫大	
抗TSH受容体抗体	—		+
^{123}I摂取率	低値		高値
その他の臨床所見	上気道の前駆症状を認めることがある	橋本病やBasedow病を背景に発症することがある	抗TPO抗体陽性となることが多い

正解　d

問7

30歳の女性．会社の健康診断で，頻脈と前頸部腫脹を指摘され受診した．特に通院歴はなかったが，ここ半年ほど夜間の眼の乾燥と痛みを自覚していた．また，ここ2～3か月で体重が5kg減少していた．診察時，下方をみる際に白眼がみられた．この疾患に当てはまる検査結果として正しいものはどれか．2つ選べ．

a. 血清総コレステロールの上昇
b. 食後急速かつ高度の血糖値が上昇する耐糖能異常
c. 尿中ヨウ素排泄の増加
d. 甲状腺シンチグラム ^{123}I の摂取率高値
e. 血中TSH高値

解説

甲状腺の腫脹，頻脈，体重減少，眼球の突出を疑う所見を認める．甲状腺中毒症・びまん性甲状腺腫・眼症状（Merseburgの三徴）を認め，Basedow病を最も疑う．甲状腺ホルモンや抗体値の変動は前問の解説のとおりである．TSHは抑制され，甲状腺摂取率検査 ^{123}I の摂取率は高値を示す．血中総コレステロールの低下と耐糖能異常を認める．

正解　b，d

問8 40歳の女性．右甲状腺に小豆大の腫瘤触知を自覚し来院した．穿刺細胞診にて甲状腺乳頭癌と診断された．頸部超音波にて腫瘤の長径は1.5 cmで周囲組織への浸潤は認めなかった．遠隔転移や明らかなリンパ節転移を認めない．本症例について誤っているものはどれか．2つ選べ．

a. T2である．
b. Stage I 期である．
c. 10年生存率は90%以上である．
d. 手術にて根治可能である．
e. ^{131}I による内照射が必要である．

解説

腫瘍径1 cmを超える2 cm以下の腫瘍はTNM分類でT1である．40歳であり，遠隔転移がなければStage Iである．甲状腺乳頭癌は，遠隔転移がなければ10年生存率は90%以上であり，遠隔転移があっても約70%とされている．遠隔転移の有無にかかわらず手術が第一選択である．遠隔転移を有する場合，もしくは再発リスクが高い症例は術後 ^{131}I による内照射（放射性ヨード治療）を行う．放射性ヨードは甲状腺含有組織に取り込まれるため，健常な甲状腺組織が残存しているとその部位に集積してしまい，遠隔転移巣や再発部位への集積が減弱する．そのため放射性ヨード治療の前に甲状腺全摘が必須である．

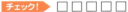

正解 a, e

問9 甲状腺全摘術の術後合併症に関して，患者への説明として誤っているものはどれか．

a. ビタミンE製剤の投与が必要である．
b. かすれ声を生じることがある．
c. 気管切開を行うことがある．
d. 手足のしびれを生じる．
e. 甲状腺ホルモン剤の生涯内服が必要である．

解説

甲状腺全摘時の手術合併症説明として，反回神経麻痺と嗄声に関する説明は必須である．また両側反回神経麻痺を来した場合には気管切開が必要になる．甲状腺とともに副甲状腺も摘出されるため，副甲状腺機能低下症に関する説明も必要である．低カルシウム血症に起因する痙攣，テタニー発作，手足の感覚異常，Chvostek徴候，Trousseau徴候，循環器症状（QTc延長，

心不全，低血圧）などが有名である．Whole-(intact-)PTH 値が低ければカルシウム製剤，ビタミン D の内服が必要である．さらに甲状腺全摘においては永久的に甲状腺機能低下を来すため，甲状腺ホルモン薬の生涯内服が必要であることは事前に説明すべきである．そのほか，術後の出血も重要な合併症である．

正解 a

問 10 甲状腺濾胞癌の骨転移に対し甲状腺全摘術を施行した．術後，放射性ヨード内用療法を予定している．治療前に行うべきでない検査はどれか．

a. 頸部造影 CT 撮影
b. 甲状腺機能検査
c. PET-CT 撮影
d. 穿刺吸引細胞診
e. 頸部超音波

解説

放射性ヨード治療前は最低 2 週間のヨード摂取制限が必要である．検査や薬剤投与にも注意が必要である．CT の造影剤にはヨードが入っており施行すべきでない．コンブやワカメなどの食事制限だけでなく，ヨード含有のうがい薬（イソジン®）も避けたほうがよい．

正解 a

問 11 78 歳の男性．数年前から頸部腫瘤を自覚していたが，放置していた．1 週間前から嗄声出現し，頸部腫瘤が急速に増大してきた．造影 CT 写真（図）を示す．この症例について誤っている所見はどれか．

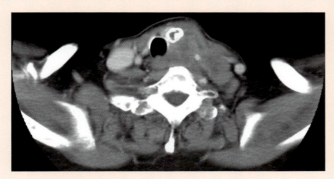

a. 白血球数の増多を認める．
b. 頸部超音波にて内部低エコーの腫瘤を認める．
c. 上部消化管内視鏡で食道の狭窄を認める．
d. 経鼻喉頭ファイバースコープで片側の声帯麻痺を認める．
e. 血中サイログロブリン高値を認める．

解説

　高齢者の甲状腺に発症し急速に増大する腫瘍として，甲状腺未分化癌を第一に疑う．未分化癌は正常な甲状腺組織に突然発症するというよりは乳頭癌や濾胞癌からの転化が考えられており，乳頭癌や濾胞癌の既往を有することも多い．未分化癌は腫瘍の内部壊死を来し，CT では本症例のように卵殻状石灰化を認め，頸部超音波では低エコー充実性腫瘤を呈する．周囲臓器である気管・食道・反回神経へ容易に浸潤し，炎症を起こしながら周囲へ浸潤するため白血球数・CRP 上昇を認める．病理組織像では著明な好中球やリンパ球の浸潤が特徴的である．未分化癌では濾胞が破壊されるというよりは浸潤を受けるため血中サイログロブリンはむしろ低下する．

正解 e

問 12

28歳の女性．尿路結石を繰り返している．泌尿器より内分泌外科に紹介受診した．受診時の血中 I-PTH は 150 pg/mL，血清 Ca 値は 13 mEq/L であった．父親に下垂体腫瘍の手術歴があり，現在は膵臓腫瘍で治療中である．患者への説明として適切なものはどれか．

a. 副腎機能の精査が必要である．
b. 胆石症にも注意が必要である．
c. 兄弟の遺伝子カウンセリングは不要である．
d. 膵腫瘍の検索が必要である．
e. 甲状腺の精査が必要である．

解説

本人には原発性副甲状腺機能亢進によると思われる高カルシウム血症，父親には下垂体腫瘍，膵臓腫瘍を認めていることから MEN1 型を疑う必要がある．遺伝子カウンセリングが必要である．常染色体優性遺伝であり，兄弟がいる場合は同時にカウンセリング，精査が必要である．胆石との関連はなく，副腎（褐色細胞腫）や甲状腺（髄様癌）の精査が必要となるのはMEN2 型である．

正解 d

問 13

以下のうち，誤っているものはどれか．

a. 甲状腺癌のうち濾胞癌が最も多い．
b. 甲状腺髄様癌は甲状腺癌の 2～5％ 程度である．
c. 甲状腺未分化癌は乳頭癌に比べ男性の比率が高い．
d. 甲状腺未分化癌は高齢者に多い．
e. 悪性リンパ腫は橋本病が基礎疾患となることが多い．

解説

最も多いのは乳頭癌である．そのほかの記述は正しい．甲状腺癌は女性に多い疾患であるが，未分化癌のみ男性の割合が比較的多い．

正解 a

問 14 褐色細胞腫の手術について誤っているものはどれか．2つ選べ．

a. 麻酔導入時に交感神経刺激症状が出現することがある．
b. 術中に異所性褐色細胞腫を認めた場合，完全に切除すべきである．
c. 術前の降圧は第一にα遮断薬により行う．
d. 腫瘍摘出後の血圧上昇に注意する．
e. 術後の低血糖に注意する．

解説

　褐色細胞腫の周術期管理には細心の注意が必要である．身体的なストレスがカテコラミン産生過剰を誘発し，主に高血圧症状が発作的に発現すると管理がきわめて困難となる．高血圧クリーゼは，心不整脈および心筋梗塞につながる可能性があり，致命的になりうる．術中に直接腫瘍に触れる操作はもちろん，麻酔導入や皮膚切開時にも発作は誘発されやすく，注意が必要である．また術中に異所性の褐色細胞腫を疑った場合には切除を試みてはいけない．術前は十分な輸液を行いつつ，α遮断薬による降圧を行う．α遮断薬により血圧がコントロールできていれば，β遮断薬の使用は許容されるが，初回からの投与は高血圧を悪化させる危険性がある．腫瘍摘出前の高血圧・高血糖と，腫瘍摘出後の低血圧・低血糖にも注意が必要である．術後は健側の副腎からのカテコラミン分泌が回復するまでは昇圧薬の持続投与が必要になることが多い．

正解 b, d

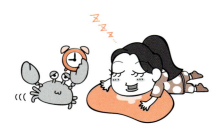

7

救急・麻酔

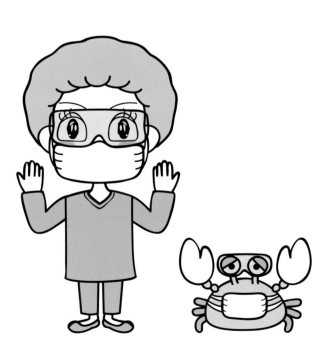

〔救急〕

問 1 外傷について誤っているものはどれか．2つ選べ．

a. 高齢者の頭部外傷は急性硬膜下血腫の頻度が高い．
b. 妊婦の腹部鈍的外傷は胎児の頭蓋内出血の原因となる．
c. 骨盤骨折の診断はまず用手的に動揺性を評価する．
d. 収縮期血圧は出血性ショックを早期に診断する重要な指標である．
e. 緊急時の外科的気道確保は気管切開よりも輪状甲状靱帯切開が望ましい．

解説

　高齢者の頭部外傷は若年者と比較し，急性硬膜外血腫の頻度が低く，急性硬膜下血腫が約3倍と多い．妊婦の妊娠中期から末期の腹部鈍的外傷は胎児の頭蓋骨骨折や頭蓋内出血の原因となる．腟からの出血，胎児の異常心音，羊水の漏出（破水），腹部の強い圧痛などを認めた場合には子宮破裂や胎盤剝離を疑う．骨盤骨折の診断は単純X線正面像のみで行う．用手的な骨盤動揺性検査は診断的な価値が低いうえに出血を増加させるリスクがあり，行うべきではない．出血性ショックの早期診断に収縮期血圧はあまり役立たない．皮膚の蒼白，冷汗，頻脈，などが早期診断に重要な所見であり，shock index（＝脈拍/収縮期血圧）0.8以上は有名な指標である．そのほか，毛細血管再充満時間（capillary refill time；CRT，爪床または小指球を白くなるまで圧迫したのち解除し，再度赤みを帯びるまでの時間）2秒以上，意識状態なども評価する．緊急時の外科的気道確保には，気管切開は頭部の後屈が必要であり手技に時間がかかるなどの理由から外傷患者の緊急時には推奨されていない．

正解　c, d

問2

トリアージについて正しいものはどれか．2つ選べ．

a. わが国のトリアージタッグは3つの色による識別区分がある．
b. トリアージ中に簡単な処置は行っておく．
c. 一次トリアージは生理学的評価に基づく．
d. 呼吸数30回/分以上は黄色である．
e. 意識レベル低下は赤色である．

解説

トリアージタッグは4色の識別区分である．赤色（緊急治療群），黄色（非緊急治療群），緑（軽処置群），黒（死亡群）の順番で優先順位を示している．トリアージ中には原則処置を行わない．用手的な気道確保や活動性外出血に対して圧迫止血などは行ってよい．一次トリアージは解剖学的評価よりも生理学的評価を優先させる．すなわち，呼吸，循環，意識レベルの評価を行う．呼吸数30回/分以上，ショック状態（CRT 2秒以上），意識障害は赤色に分類される．

正解 c, e

問3

外傷患者の初期対応について正しい記述はどれか．2つ選べ．

a. 気道確保時には頸椎保護に注意する．
b. 小児の外科的気道確保は輪状甲状靱帯切開が第一選択である．
c. capillary refilling timeは切迫する脳神経症状の指標である．
d. 陥没呼吸は上気道閉塞を疑う所見である．
e. ショックに対する初期輸液療法は500 mLを30分程度で投与する．

解説

外傷患者の気道確保時には当然頸椎の保護に注意が必要である．ただし，気道確保は最優先であり，頸椎の保護を優先するということではない．小児では輪状甲状靱帯切開は禁忌である．注射針の穿刺などを行う．capillary refilling time（CRT；毛細血管再充満時間）は爪床または小指球を白くなるまで圧迫したのち，圧迫を解除した際に再度赤みを帯びるまでの時間のことである．2秒以上でショックを疑う．陥没呼吸，シーソー呼吸，気道牽引は上気道閉塞の所見である．ショック状態では初期輸液への反応によって出血の程度を推定する．通常成人では温めた細胞外液1〜2 Lを目安に全開で投与し，循環が安定するかどうかを評価する．

正解 a, d

問 4 外傷における死の三徴として誤っているものはどれか．2つ選べ．

a. 代謝性アシドーシス
b. 低体温
c. 徐脈
d. 血液凝固障害
e. あえぎ呼吸

解説

外傷死の三徴とは，①体温 34.0℃ 以下の低体温，②動脈血 pH 7.2 未満の代謝性アシドーシス，③PT・APTT が 50％ 以上延長する血液凝固障害を指す．これらの所見はダメージコントロール手術を行う指標とされているが，やや値が極端である．最近ではダメージコントロール手術の早期判断に関する新基準もいくつか提唱されている．徐脈，あえぎ呼吸は含まれていない．

正解 c, e

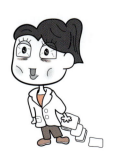

問 5

60歳の男性．屋根上で作業中に転落した．左側の上肢，肩，胸部を打撲したが症状は自制内であったため自宅安静にしていた．3時間ほどあとに呼吸苦が出現し，徐々に増悪してきたため救急外来を受診した．受診時のバイタルは血圧 160/90 mmHg, 脈拍 100 回/分，体温 36.0℃，呼吸数 20 回/分，SpO_2 95％（O_2 10 L マスク）だった．診察すると上頸部から胸部に握雪感があり，呼吸音は左右ともに減弱していた．胸部単純Ｘ線写真（図A）と胸部単純CT写真（図B）を示す．この症例について誤っているものはどれか．

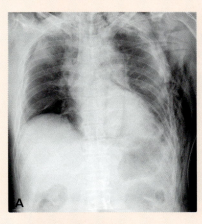
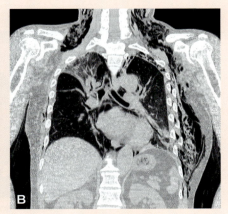

a．胸腔ドレーンを挿入する．
b．肋骨骨折の修復が必要である．
c．気管支内視鏡を検討する．
d．緊張性気胸を認める．
e．肺挫傷・無気肺が疑われる．

解説

画像所見からは著明な皮下気腫と縦隔気腫，右気胸，左多発肋骨骨折，右上葉の無気肺などを認める．無気肺の部分は肺挫傷の可能性もありうる．縦隔の偏位はなく緊張性気胸ではなさそうであるが，呼吸状態は切迫しており肋骨骨折の固定術は必要となるだろう．同時に気胸，気腫，肺挫傷の原因検索を行う．外傷性縦隔気腫の原因検索には食道損傷，気道損傷も念頭に造影検査や気管支内視鏡検査も検討すべきである．

正解 d

問6 40歳の男性．バイク走行中に交差点で右側から走行してきた自動車と衝突し受傷．救急搬送された．来院時のバイタルサインは血圧133/82 mmHg，脈拍102回/分，呼吸数30回/分，SpO_2 100%（O_2 10 Lマスク）であった．右胸部に圧痛と皮下気腫の所見があり右側の呼吸音は減弱していた．超音波検査では右側の気胸血胸が疑われ胸腔ドレーンが挿入された．胸腔ドレーンからは1時間で1,000 mLの血液の排出がみられ，その後も持続的に血液の排出がある．末梢静脈ラインから細胞外液を投与しており，ドレーン挿入後もバイタルの変化はない．ドレーン挿入後の胸部単純X線写真（図A）と胸部造影CT写真（図B，C）を示す．次に行うべきことはどれか．

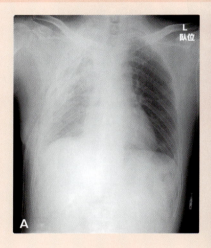
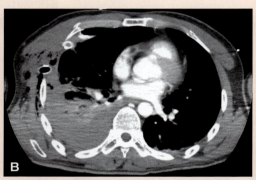
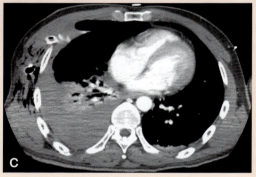

a．多発肋骨骨折に対して緊急固定術を依頼する．
b．肋間動脈出血に対して緊急経動脈塞栓術（TAE）を準備する．
c．胸腔ドレーンを追加挿入する．
d．血栓溶解療法を行う．
e．肺挫傷に対して肺部分切除術を行う．

解説

　画像所見から第5肋骨骨折があり，その周囲に造影剤の血管外漏出があり，第5肋間動脈からの出血とそれによる大量血胸を疑う．大量血胸に対する治療はまず胸腔ドレナージを行い，血胸によって虚脱した肺が再膨張すると呼吸状態の改善が期待される．肋間動脈の自然止血が得られず頻脈も持続していることから緊急での止血術が必要である．画像上，肺挫傷が明らか

とはいえず，処置に耐えうる呼吸状態，バイタルサインと判断し，まずはIVRによる選択的動脈造影および止血術が第一選択と考えられる．ドレーンの追加は不要であり，肺塞栓症ではないので血栓溶解療法は不適当である．

正解　b

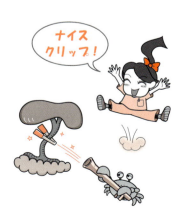

〔麻酔〕

問 1
セボフルランの作用として適切でないものはどれか．

a. 1 回換気量を低下させる．
b. 呼吸数を減少させる．
c. 気道抵抗を減少させる．
d. 低酸素血症に対する換気応答を抑制する．
e. 高二酸化炭素血症に対する換気応答を抑制する．

解説

セボフルランは1回換気量を低下させる．呼吸数は増加することで分時換気量の低下は一部代償される．デスフルランを除く吸入麻酔薬は気道抵抗を減少させる作用を有する．すべての吸入麻酔薬は低酸素血症や高二酸化炭素血症に対する換気応答を抑制する．

正解 b

問 2
局所麻酔薬について正しいものはどれか．

a. リドカインの極量は 10 mg/kg である．
b. アドレナリンが添加されたリドカインでは極量は減少する．
c. 現在主に使用されている局所麻酔薬はエステル型が多い．
d. アシドーシスは局所麻酔薬の中枢神経系への毒性を増強させる．
e. 局所麻酔薬中毒では体温が急激に上昇する．

解説

リドカインの極量は 4〜5 mg/kg 程度であり，添付文書上の極量は 1 回 200 mg である．アドレナリンが添加されたリドカインでは血中への吸収が遅れ，最大血中濃度が低下するため，極量は 7 mg/kg 程度に増加する．現在使用されている主な局所麻酔薬は，リドカイン，ブピバカイン，レボブピバカイン，ロピバカインなどであるが，これらはいずれもアミド型である．アミド型はエステル型と比較してアレルギー反応が少ないといわれている．アシドーシスは代謝性，呼吸性ともに痙攣の閾値を低下させる．局所麻酔薬中毒の症状は舌や口のしびれ感，めまい・耳鳴，筋攣縮，意識消失，痙攣などである．急激な体温上昇は悪性高熱症候群を

疑う所見である.

正解 d

問 3

筋弛緩薬について正しいものはどれか. 2 つ選べ.

a. 挿管時のロクロニウム投与量は 6〜9 mg/kg である.
b. 1 回換気量が 5 mL/kg あれば, 非脱分極性筋弛緩薬のアセチルコリン受容体占拠率は 30% 以下である.
c. 5 秒以上の頭部挙上が可能であれば, 非脱分極性筋弛緩薬のアセチルコリン受容体占拠率は 50% 以下である.
d. スガマデクスでスキサメトニウムも拮抗できる.
e. スガマデクスは代謝されずに尿中に排泄される.

解説

挿管時のロクロニウム(エスラックス®)の投与量は 0.6〜0.9 mg/kg である. 筋弛緩薬は神経筋接合部でのアセチルコリン受容体に拮抗し, 筋弛緩作用を発現する. 臨床所見によってアセチルコリン受容体の占拠率を知っておく必要がある. 1 回換気量 5 mL/kg でアセチルコリン受容体占拠率は 80%, 5 秒以上の頭部挙上やベースラインと同等の握力が認められれば 50% といわれている. 筋弛緩作用からの回復には, 従来アセチルコリンの分解を阻害するために, アセチルコリンエステラーゼ阻害薬(ネオスチグミン, エドロホニウムなど)がよく用いられていたが, 筋弛緩薬に直接拮抗するスガマデクスが 2010 年より使用可能となった. スガマデクスはロクロニウム, ベクロニウムに親和性があり, 筋弛緩状態からの回復作用を有するが, スキサメトニウムにはほとんど親和性を示さない. 体内で代謝されずに尿中排泄されるため腎不全患者では排出半減期が延長する.

正解 c, e

問 4

脊髄くも膜下麻酔について，誤っているものはどれか．

a. 穿刺は第2腰椎以下で行う．
b. 患者の性別は麻酔高にあまり影響しない．
c. 施行後の血圧低下に注意が必要である．
d. 硬膜穿刺後頭痛は臥位になると軽減する．
e. 硬膜穿刺後の安静時間と硬膜穿刺後頭痛の発生頻度は関連がある．

解説

穿刺は第2腰椎以下で行う．麻酔高に大きく影響するのは局所麻酔薬の投与量であり，性別の影響はあまりない．そのほか，体位，注入速度，身長などにも影響される．脊椎麻酔の施行後は血管拡張による血圧低下に注意する必要がある．硬膜穿刺後頭痛は立位と坐位で悪化し，臥位で軽快する．穿刺針が細いほうが頭痛を予防できるとする説もあるが，穿刺後の安静時間を長くとっても発生頻度は変わらない．

正解 e

問 5

挿管困難の予測因子として誤っているものはどれか．

a. 頸部可動域制限の存在
b. 開口 2.5 cm
c. 甲状軟骨とオトガイ間の距離 3 cm
d. 上顎門歯が短い
e. 顎を閉じたとき，上顎切歯が下顎切歯より前方に突出している

解説

挿管困難な臨床所見を知っておくことは重要である．一般的に首が短く，肥満，頸部運動制限，開口制限などが挿管困難の予測因子として知られている．また，門歯突出，口腔内や甲状腺の腫瘍による喉頭狭窄なども要注意である．上顎門歯は長いほど挿管困難である．開口 3 cm 以下，甲状オトガイ間距離が 5〜6 cm 未満，上顎切歯が下顎切歯より前に出ている，下顎を突出させても下顎切歯が上顎切歯を越えない，坐位で開口して舌を突出させても口蓋垂が見えない（Mallampati 分類 3 以上），などの所見が予測因子といわれている．

正解 d

問 6 術後悪心・嘔吐について誤っているものはどれか．

a. 揮発性麻酔薬の使用は危険因子の1つである．
b. 非喫煙者であることは危険因子の1つである．
c. オピオイドの使用は危険因子の1つである．
d. 予防薬の5-HT_3受容体拮抗薬は保険適用外である．
e. 予防薬としてドロペリドールは有効である．

解説

全身麻酔薬は導入もしくは覚醒の段階で悪心・嘔吐を引き起こすことがあり，postoperative nausea and vomiting（PONV）といわれる．手術自体の侵襲と麻薬性鎮痛薬の投与に起因する．PONVの危険因子は女性，非喫煙者，術後悪心・嘔吐の既往，車酔いの既往，揮発性麻酔薬の使用，オピオイドの使用などである．また，手術時間が長いほど起こりやすい．予防薬には5-HT_3受容体拮抗薬やデキサメサゾン，ドロペリドールなどがあるが，一般にはメトクロプラミドが使用される．5-HT_3受容体拮抗薬は2021年から術後悪心・嘔吐に対して保険適用となった．

正解 d

問 7 術前経口摂取について誤っているものはどれか．2つ選べ．

a. 清澄水の飲用を手術2時間前まで許可した．
b. 清澄水には牛乳や果肉のないジュースも含まれる．
c. トーストなど軽食は手術の6時間前までの摂取が望ましい．
d. 脂質を多く含む食事や肉などは手術の8時間前までの摂取が望ましい．
e. 腸閉塞の患者であっても嘔吐がなければ，術前経口摂取の制限はその他の患者と変わらない．

解説

健常人において，清澄水は手術の2時間前まで安全に摂取できる．清澄水とは，水，お茶，果肉の入っていないジュース，ミルクの入らないコーヒー，経口補水液などを指す．牛乳は清澄水には当たらず，飲用は6時間前までが推奨される．軽食は6時間前まで，脂質を多く含む食事は8時間前までが望ましい．肥満や腸閉塞など消化管の動きが悪いと予測される症例や，誤嚥の危険性が高い症例ではその限りではない．

正解 b, e

問8 重篤な心疾患のない患者が待機的に非心臓手術を受ける場合，比較的安全に手術を施行できる運動耐容能として<u>十分でない</u>ものはどれか．

a. ベッドメイクができる．
b. 毎日ランニングをしている．
c. 雑巾で床の拭き掃除ができる．
d. 高齢者の入浴介護ができる．
e. 農作業ができる．

解説

術前の評価として，日常の活動をどの程度行えているかを評価することはきわめて重要である．『非心臓手術における合併心疾患の評価と管理に関するガイドライン』(2014年改訂版)では，心疾患の既往がない患者において，無症状で4 METs(metabolic equivalents)以上の運動を行っている場合には，それ以上の心機能や運動耐容能の評価は不要なことが多いとされている．4 METsの運動とは，階段の昇降(1階から3階まで歩いて上がる)，床の拭き掃除をする，カートを使用しないゴルフ，ダブルスのテニス，毎日のランニングなどである．選択肢の中ではベッドメイク以外は4 METs以上と考えられる．

正解 a

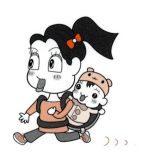

問 9　75 歳の女性．胃癌に対して腹腔鏡下幽門側胃切除が施行されている．手術開始 3 時間後から徐々に呼気終末二酸化炭素濃度が上昇し 60 mmHg となった．可能性の低い病態はどれか．2 つ選べ．

a. 気胸
b. 二酸化炭素気胸
c. 皮下気腫
d. 気管支挿管
e. 二酸化炭素塞栓症

解説

　上腹部の手術操作やポート挿入により横隔膜を損傷することがあり，二酸化炭素気胸を呈することがある．通常の気胸では呼気終末二酸化炭素濃度（$EtCO_2$）は低下するが，この場合は呼気終末二酸化炭素濃度が上昇する．またポート部などから二酸化炭素による高度の皮下気腫を来すことがあり，高二酸化炭素血症を呈することがある．二酸化炭素塞栓症では呼気終末二酸化炭素濃度は低下する．

正解　a, e

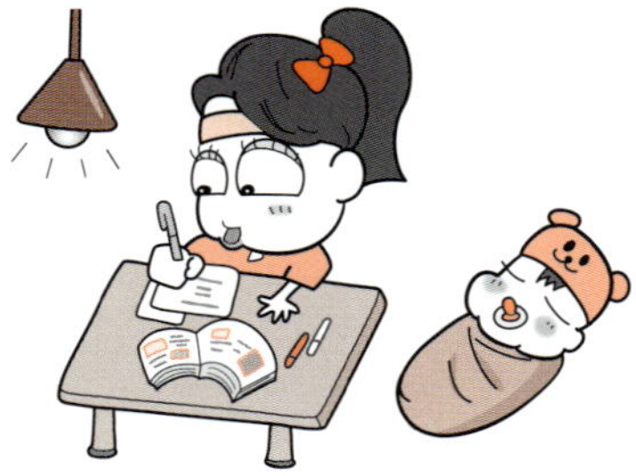

問10 65歳の男性．食道癌に対して開胸食道亜全摘術が行われた．術後7日目に呼吸苦の訴えがあり，胸部単純X線撮影を行ったところ図のような所見であった．リザーバーマスクにて酸素8L投与下における血液ガス所見はPaO$_2$ 100 mmHg，PaCO$_2$ 32 mmHgであった．心エコーを施行し，心機能異常は認めなかった．挿管のうえ，人工呼吸管理を行った．この症例について誤っているものはどれか．

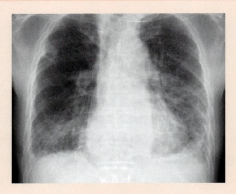

a. 最初は1回換気量を6 mL/kg程度に設定する．
b. 急性呼吸促迫症候群である．
c. 酸素化の目標はSpO$_2$ 88〜95％程度でよい．
d. PEEP 10 cmH$_2$O，FiO$_2$ 0.7で酸素飽和度が保てない場合，まずPEEPを上昇させる．
e. PaCO$_2$が40 mmHgを超えないように1回換気量，呼吸数を増やす．

解説

　急性呼吸促迫症候群(acute respiratory distress syndrome；ARDS)の症例である．急激に発症し，P/F比200未満，心機能低下がなく，両側肺のびまん性の浸潤影を認めればARDSとする．リザーバーマスク8LであればFiO$_2$ 60〜80％程度は得られていると考えられるのでP/F比(PaO$_2$÷FiO$_2$)は100/0.6〜0.8＝125〜167程度である．ARDSにおける基本的な人工呼吸器管理は，1回換気量を低下させ，十分なPEEPをかける．1回換気量は6〜8 mL/kg程度とし，プラトー圧は30 mmHg以下を目標とする．プラトー圧が高い場合は1回換気量を4 mL/kgまで下げてよい．その結果として高二酸化炭素血症となることもあるが，急激な進行でなければある程度許容してよい．

正解 e

問 11 39歳の女性，BMI 38．乳癌で乳房部分切除術が予定され入室した．レミフェンタニル，プロポフォール，ロクロニウムで導入した．マスク換気は問題なく可能であったが，マッキントッシュ型喉頭鏡で喉頭展開したところ，声門が確認できず挿管できなかった．次にとるべき行動として適切でないものはどれか．

a. 緊急で輪状甲状靱帯切開を行う．
b. ラリンジアルマスクを挿入する．
c. もう一度マッキントッシュ型喉頭鏡で挿管を試みる．
d. 他の医師に代わってもらう．
e. ビデオ喉頭鏡を用いて挿管を試みる．

解説

手術室における気道困難確保症例においては，まずマスク換気可能かどうかが重要である．マスク換気可能であれば，それほど急ぐ必要はない．体勢を整えてもう一度挿管を試みてもよいし，ビデオ喉頭鏡などのデバイスを使った挿管やラリンジアルマスクでの換気を考えればよい．マスク換気可能な患者に輪状甲状靱帯切開を行う必要はない．

正解 a

問 12 82歳の男性．直腸癌に対して低位前方切除術が予定された．第11，12胸椎棘突起間を穿刺して硬膜外カテーテルを留置した．穿刺部位から少量の出血を認めたが，圧迫にて止血された．術中は硬膜外併用全身麻酔で管理し，手術は問題なく終了した．硬膜外カテーテルから局所麻酔薬を持続投与したまま覚醒させたが，覚醒直後から両下肢を動かすことができず，温痛覚低下も認めた．まず行うべきこととして適切でないものはどれか．

a. 硬膜外カテーテルの吸引テストをする．
b. 速やかに MRI 撮影を行う．
c. 硬膜外カテーテルからの局所麻酔薬投与を中止する．
d. 感覚障害の範囲を調べる．
e. 意識レベルや下肢以外の運動障害の有無を確認する．

解説

硬膜外血腫や膿瘍，神経損傷は硬膜外麻酔の重要な合併症であるが，術後の下肢感覚・運動障害の原因として頻度が高いのは局所麻酔薬の効果が強すぎることである．まずは感覚・運動障害の範囲を正確に把握するとともに，局所麻酔薬の投与を中止して数時間経過観察する．ま

た．硬膜外カテーテルがくも膜下腔に迷入している可能性もあるので吸引テストを行っておく．症状が増悪してくるようであれば，硬膜外血腫などを疑って早期にMRIを撮影すべきであるが，局所麻酔薬の効果が弱まるとともに症状が改善してくれば撮影の必要はない．まず最初に行うべきこととしては誤りである．

正解 b

問13 67歳の男性．上行結腸癌に対して右半結腸切除術が予定された．発作性心房細動の既往がありワルファリンを内服していたが，手術6日前から中止してヘパリンの持続静注が行われていた．手術前日に突然の左下肢痛が出現し左足背動脈を触知できなくなった．血液検査では，もともと20万/μLだった血小板が4.2万/μLに減少していた．この疾患について正しいものはどれか．2つ選べ．

a. 紫斑など出血症状が多い．
b. ヘパリン開始直後に生じる．
c. ヘパリンを中止する必要はない．
d. 血小板輸血は推奨されない．
e. アルガトロバンが有効である．

解説

ヘパリン起因性血小板減少症（heparin-induced thrombocytopenia；HIT）はヘパリン投与後数日間を経て発症する．紫斑などは少なく，特に5〜14日後に抗体の出現を原因として発症するⅡ型では，血栓症による症状が出現することがある．ヘパリンは中止し，過剰生産されたトロンビンに対して抗トロンビン薬であるアルガトロバンを投与する．出血症状を呈することはまれであり，血小板輸血が血小板活性化の源を供給して塞栓を起こしやすくする可能性があるため，血小板輸血は推奨されない．

正解 d, e

問 14

56歳の男性．肺癌に対して右下葉切除が予定された．左側臥位で片肺換気としたところ，20分ほどの間にSpO₂が99%から94%に低下した．その後，1時間後にはSpO₂は97%まで改善した．ここまで右肺静脈や右肺動脈は切断されておらず，片肺換気にしたあとから呼吸器設定は変えていない．SpO₂が改善した理由として考えられるものはどれか．

a. 気道狭窄の改善
b. 肺胞内圧の上昇
c. 換気量の増大
d. 右肺の血管収縮
e. 拡散障害の改善

解説

片肺換気では低酸素血症が問題になるが，低酸素性肺血管収縮により，いったん悪化した酸素化も途中からやや改善することが多い．手術側の肺の細動脈が低酸素により収縮し，血流は換気側に集まる．これにより換気血流不均衡が改善され，酸素化も改善する．

正解 d

問 15

85歳の女性．下部消化管穿孔による汎発性腹膜炎で緊急手術を施行中，セボフルラン，レミフェンタニル，ロクロニウムで麻酔を維持した．血圧70 mmHg台と低値であったため，レミフェンタニルの流量を低下させたが，手術操作によって時折血圧が急激に上昇する．モニター心電図は洞性頻脈を示し，観血的動脈圧モニターの波形は呼吸性に変動している．全身状態を改善するのに最も適しているのはどれか．

a. 血圧の上下に合わせてレミフェンタニルの流量を調節する．
b. 乳酸加リンゲル液を全開で投与する．
c. 7% ハイドロキシエチルスターチ加生食を全開で投与する．
d. 血圧上昇した際にカルシウム拮抗薬を投与する．
e. 血圧低下に対しエフェドリンを投与する．

解説

血圧の変動は敗血症性ショックによる循環血漿量の減少が主な病態である．鎮痛薬や昇圧薬・降圧薬のみで循環動態をコントロールするのは困難であり，十分な輸液が必要である．7% ハイドロキシエチルスターチ加生食は膠質液であり，晶質液よりも優れた血漿増量効果をもつ．

正解 c

問16 ACLSについて正しい記述はどれか．

a. 高度な気道確保をしているときの人工呼吸は10秒に1回行う．
b. 胸骨圧迫の速さは80回/分が目安である．
c. 低血圧を伴う持続性頻脈に対しては，まず迷走神経刺激を試みる．
d. 意識障害を伴う持続的徐脈に対してはまずアトロピンを投与する．
e. 自己心拍再開後は，やや過換気とする．

解説

　高度な気道確保とは気管内挿管やラリンジアルマスクエアウェイによる換気が可能な状態を指す．この場合，人工呼吸は6～8秒に1回，胸骨圧迫は100回/分以上（AHAガイドライン2015年の改訂では人工呼吸6秒，胸骨圧迫100～120回/分に変更）である．血圧低下を伴う持続的頻脈に対しては，QRS幅が狭く規則的であればアデノシン投与，そうでなければ同期電気ショックを考慮する．自己心拍再開後は過換気を避ける．上室性頻拍（発作性上室性頻拍 paroxysmal supraventricular tachycardia；PSVT）に対して診断的な目的で迷走神経刺激を行うこともあるが，頻脈治療としての効果は一時的であり，頸動脈の圧迫が脳梗塞の原因となることもあり軽々に行うべきではない．症候性の持続性徐脈では速やかに経皮ペーシングを検討すべきだが，まずはアトロピンの投与を行う．

正解 d

8

外科学総論

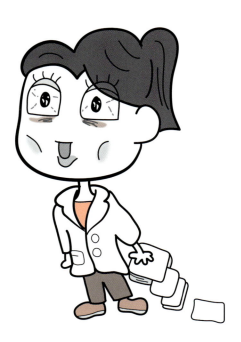

問 1 ラテックスアレルギーと交差抗原性が高い食物はどれか．

a. バナナ
b. イチゴ
c. ライチ
d. ココナッツ
e. ブドウ

解説

ラテックスとの交差抗原性を有するフルーツは多いが，なかでもアボカド，クリ，バナナ，キウイが特に重要である．

正解 a

問 2 腎機能正常な患者で，特記すべき出血リスクのない開腹手術が予定されている．抗血小板薬，抗凝固薬の中止期間について適切でないのはどれか．

a. アスピリン：7〜14 日
b. クロピドグレル：4 日
c. シロスタゾール：3 日
d. ダビガトラン：1〜2 日
e. ワルファリン：3〜5 日

解説

一般に，抗血小板薬は比較的長い休薬期間が必要である．クロピドグレルもアスピリンと同様 7〜14 日の休薬が望ましい．ダビガトランは主に腎臓代謝であり腎機能障害の患者では 4 日程度の休薬を要する．当然であるが血栓リスクが高い患者では上記薬剤をヘパリンに置換する，または継続したまま手術を施行することも検討すべきである．

正解 b

問 3 ノルアドレナリン 3 mg を生理食塩水 47 mL で希釈し,合計 50 mL とした.体重 50 kg の患者に 0.05 γ で投与するためには,1 時間に何 mL 投与すべきか.

a. 0.1 mL
b. 1 mL
c. 2.5 mL
d. 10 mL
e. 25 mL

解説

γ(ガンマ)に関する計算が出題されている.γ = μg/kg/分であり 1 γ は,体重 1 kg あたり 1 分間に 1 μg の投与速度を指す.体重 50 kg の場合,1 γ = 3 mg/時となる(1×50×60÷1,000).設問ではノルアドレナリンを 0.06 mg/mL に希釈しているので,1 γ = 50 mL/時,0.05 γ = 2.5 mL/時となる.

正解 c

問 4 創傷治癒の初期段階に関与する因子として重要なものはどれか.2 つ選べ.

a. 線維芽細胞
b. コラーゲン
c. 血小板
d. マクロファージ
e. 上皮細胞

解説

創傷治癒は炎症期,増殖期,組織再構築期の 3 段階で構成される.第一段階の炎症期には止血や異物・細菌の除去が行われる.血小板やフィブリン,フィブロネクチンが前者を,白血球やマクロファージが後者を担当する.線維芽細胞が活性化され,コラーゲンが分泌されるのは炎症が鎮静化されたあとの増殖期である.上皮細胞が増殖し創面を覆うのは最終段階である組織再構築期である.

正解 c, d

問5

炎症性サイトカインとして正しいものはどれか．2つ選べ．

a. IL-1
b. TGF-β
c. IL-10
d. TNF-α
e. PDGF

解説

　IL-1，6，TNF-α，IFN-γなどが炎症性サイトカインとして知られている．またIL-4，6，10は抗炎症性サイトカインである（IL-6は両方の作用を有する）．TGF-β，PDGFは創傷治癒の促進にかかわる因子として知っておくべきである．炎症性サイトカインが優位となる病態がSIRS（systemic inflammatory response syndrome）であり，反応性に抗炎症性サイトカインが優位となる病態をCARS（compensatory anti-inflammatory response syndrome）という．

正解　a, d

問6

静脈血栓塞栓症のリスク評価について誤っているものはどれか．2つ選べ．

a. 既往症のない55歳女性に対するS状結腸癌の切除術は中リスクである．
b. 肺塞栓症の既往がある患者は高リスクである．
c. 35歳の胆嚢摘出術は低リスクである．
d. プロテインC欠乏症やプロテインS欠乏症は最高リスクである．
e. 60歳以上の患者は中リスク以上に分類される．

解説

　40歳以上のがんの大手術（45分以上を要する手術）は高リスク以上になる．塞栓症の既往と血栓性素因（アンチトロンビン欠乏症，プロテインC欠乏症，プロテインS欠乏症，抗リン脂質抗体症候群など）は最高リスクである．40歳未満の大手術は低リスクであり通常の胆摘術は低リスクになる．60歳以上は非大手術でも中リスク以上に分類される．

正解　a, b

問7

heparin induced thrombocytopenia について誤っているものはどれか．

a. 点滴ルートのヘパリンフラッシュが原因となることがある．
b. 線溶系が亢進状態となる．
c. 自己免疫性機序により発症する．
d. 未分画ヘパリンの使用で発症しやすい．
e. 抗凝固療法が必要になる．

解説

　DICと鑑別が非常に紛らわしいものにヘパリン起因性血小板減少症（heparin induced thrombocytopenia；HIT）がある．ヘパリン投与中もしくは投与後の血小板数が，30〜50％以上低下し，DIC，重症感染症などほかに血小板減少を来す原因がない場合，本症の可能性を考慮すべきである．臨床上重要なのは免疫学的機序により発症するHIT II型である．HIT抗体が産生され，抗原との反応により血小板の凝集，凝固系が亢進状態となり静脈血栓のリスクとなる．HITは未分画ヘパリンの使用例で発生が多いとされるが，低分子ヘパリンの使用中に発生した報告例がある．治療はヘパリン投与を中止するとともに，過剰産生されたトロンビン制御のため抗トロンビン薬を使用する．長期的に抗凝固療法が必要となることもある．

正解　b

問8

胸腔穿刺の合併症と対策について誤っているものはどれか．

a. 気胸を起こしていないか胸腔穿刺後胸部X線撮影を行い確認する．
b. 血胸を避けるため肋骨上縁で穿刺し処置前には凝固薬，凝固能を確認しておく．
c. 胸水を採取するときは処置後空気の混入を避けるため三方活栓をルート内に付けておく．
d. 大量の胸水が貯留し，呼吸状態不良の場合は迅速にドレナージをする．
e. 緊張性気胸が疑われた患者の呼吸状態が不安定な際は静脈穿刺針での緊急脱気も考慮される．

解説

　胸腔穿刺は胸水貯留患者の検体採取やドレナージ，また気胸患者のドレナージ目的で行われる．処置による気胸，出血，感染を防ぐためには腹水穿刺などと同様にエコーによる安全確認，凝固能や凝固薬の確認，清潔操作が重要となる．培養検査や生化学検査のために数回シリ

ンジなどで検体採取をするときは三方活栓を活用して胸腔内への空気混入を避ける．大量胸水や重度の気胸が数日継続している状態で急速にドレナージすると再膨張性肺水腫を起こすことがある．該当時には数回に分けたドレナージを心がける．緊張性気胸は短時間で心肺停止に至る危険な病態である．片側胸郭の膨張，呼吸音消失などから緊張性気胸を疑い，速やかに胸腔穿刺を行うべきである．緊急処置として第2〜4肋間から太めの静脈穿刺針などを用いて脱気を行うこともある．

正解 d

問9 動脈路確保についての記載で正しいものはどれか．2つ選べ．

a. 前腕に動静脈シャントがある透析患者に対しては足背動脈を穿刺する．
b. 末梢静脈からの採血が困難な患者は動脈路から採血を行う．
c. 穿刺部位より中枢側の虚血所見がないか注意が必要である．
d. 動脈路は閉塞や感染が起こるまでできる限り継続使用する．
e. 圧トランスデューサーが患者の中腋窩線より高い位置にあると，動脈路の血圧値は高く測定される．

解説

動脈路確保の第一選択箇所は橈骨動脈だが，透析シャントがある，あるいは予定される患者などで足背動脈の穿刺が検討される．また血圧低値で末梢動脈確保困難な際は大腿動脈も考慮される．動脈路の長期確保では末梢側の虚血，壊死，または中枢側への血栓塞栓，感染症などの合併症に注意が必要である．また患者の運動制限が必要で，事故抜去のリスクもあるため，必要性がなくなれば早期に抜去すべきである．動脈血圧測定時に圧トランスデューサーが中腋窩線の高さ（＝右房の高さ）より高い位置にあると血圧は低く測定される（逆にトランスデューサーが低い位置にあると血圧は高く測定される）．

正解 a, b

問 10 SSI(surgical site infection)の危険因子として誤っているものはどれか．

a. 喫煙
b. 異物挿入
c. 高血糖
d. 長時間手術
e. 悪性腫瘍手術

解説

悪性腫瘍の手術が SSI の単独のリスクにはならない．そのほか，低体温，ステロイド内服，低栄養，肥満，糖尿病などが危険因子として重要である．

正解 e

問 11 外科的侵襲に対する生体反応として誤っているものはどれか．2つ選べ．

a. 瞳孔は散大する．
b. 抗利尿ホルモンの分泌が促進される．
c. 副腎皮質ホルモンの分泌が促進される．
d. ACTH はフィードバックされ抑制される．
e. インスリン分泌が促進される．

解説

外科的侵襲により視床下部が刺激され，下垂体(ACTH 分泌促進，ADH 分泌促進)，副腎皮質(コルチゾール分泌促進)が順次刺激される．同時に交感神経系が刺激され，カテコラミンが分泌されるため瞳孔は散大する．侵襲により糖新生・蛋白異化が促進される方向にホメオスタシスが傾く．すなわち，インスリンは抑制され，グルカゴンが分泌促進される．

正解 d, e

問 12 中心静脈路確保について正しいものはどれか．2つ選べ．

a. 内頸静脈穿刺の合併症として気胸が多い．
b. 鎖骨下静脈穿刺はポート留置に利用することが多い．
c. 大腿静脈は大腿動脈の外側にある．
d. PICC（peripherally inserted central catheter）は大量補液が必要なショック時に有用である．
e. カテーテル挿入後はX線撮影が必須である．

解説

　中心静脈路確保はショック時の末梢静脈確保時や高カロリー輸液，抗がん剤など末梢静脈から投与が困難な場合，加えて中心静脈血圧測定時に行われる．内頸静脈はエコーガイド下で行えば気胸や動脈出血などの合併症が少なく比較的容易な手技で行えるが頸部の運動制限がある．鎖骨下静脈は運動制限が少ないものの，気胸や深部での動脈出血などの合併症に注意が必要である．左の鎖骨下静脈は患者の自己穿刺などの利便性が高く，ポート留置には適している．大腿静脈は大腿動脈の内側にある．比較的容易に位置，走行を把握できるため緊急時の穿刺に向いているが，カテーテル感染が多いとされており長期留置に向かない．肘正中皮静脈や尺側皮静脈などから穿刺するPICCは穿刺時の気胸のリスクがなく，適切な管理を行えばカテーテル関連血流感染症の発生が少ない利点があるが，穿刺部位が肘関節に近いと安定した滴下が難しい．カテーテルが長いため抵抗が高いので手術や急変時など大量輸液の際には不適である．静脈炎を起こすリスクもある．いずれの穿刺部位を選択した場合でも，安全な患者管理のためにはX線透視を使用するが，処置後のX線撮影を行いカテーテルの位置や気胸など合併症を確認する必要がある．

正解 b，e

問 13

熱傷について正しいものはどれか．2つ選べ．

a. 小児の頭部は熱傷面積9%である．
b. 成人が両上肢と胸部腹部前面にⅡ度の熱傷を負ったので36%の熱傷面積と判定した．
c. burn indexはⅠ度熱傷の面積(%)×1/2＋Ⅱ度以上の熱傷面積(%)である．
d. 体重50 kgの男性．体幹の前面と左大腿にⅡ度熱傷を認める．初期輸液として細胞外液を300～350 mL/時で投与開始した．
e. 熱傷による痛みは深度がⅠ，Ⅱ，Ⅲ度の順に強くなる．

解説

熱傷判定は，成人は9%，小児は5%の法則を用いる．成人の頭部は9%であるが，小児の場合は15%である．小児は過小判定されやすいので注意する．burn indexはⅡ度熱傷面積×1/2＋Ⅲ度熱傷面積で計算される．10～15以上は全身管理を要する重症熱傷と判定される．熱傷患者の輸液量計算はParklandの公式(Baxter法ともいう)が有名である．4 mL×(Ⅱ度＋Ⅲ度の)熱傷面積×体重(kg)の細胞外液量を最初の8時間で半分，残り半分を16時間で投与する．熱傷による痛みはⅠ度よりⅡ度(真皮浅層)ほうが強くなるが，Ⅱ度のなかでも真皮の深層に及ぶ場合またはⅢ度になると感覚神経も含む皮膚の付属器が破壊され疼痛の訴えは減る(感覚脱失)．Ⅲ度では皮膚の再生は望めないので植皮が必要になる．

正解 b, d

問 14

徐脈性ショックを引き起こしうる病態はどれか．2つ選べ．

a. 出血
b. 低体温
c. 右室性心筋梗塞
d. 肺塞栓
e. 敗血症

解説

多くの病態では血圧低下とともに頻脈になるが，低体温，右室性心筋梗塞，高カリウム血症，高マグネシウム血症，副腎不全，β遮断薬やジギタリスなど薬剤性，脊椎損傷などでは徐脈となることがあり注意が必要である．そのほか，ショックの分類に関する問題がしばしば出

題される．①循環血液量減少（出血，脱水など），②血液分布異常（アナフィラキシー，敗血症，神経原性），③心原性（不整脈，心筋障害など），④閉塞性（肺塞栓，心タンポナーデ，緊張性気胸など）の4つの分類は確認しておくとよい．

正解 b, c

問 15

放射線療法とその副作用について誤っている組み合わせはどれか．

a. 肺癌 —— 放射線肺臓炎
b. 乳癌 —— リンパ浮腫
c. 食道癌 —— 食道狭窄
d. 直腸癌 —— 放射線性膀胱炎
e. 骨転移 —— 顎骨壊死

解説

肺癌および食道癌の照射野には肺が含まれており，放射線肺臓炎を来すことがある．乳癌手術による腋窩リンパ節郭清だけでなく，放射線療法もリンパ浮腫を引き起こす原因となりうる．食道癌に対する放射線治療の結果，腫瘍の縮小に伴い狭窄を来すことがある．直腸癌では放射線性の腸炎や膀胱炎を来し出血や排尿障害を認めることがある．骨転移に対する放射線治療は疼痛や脊髄圧迫による麻痺症状の緩和として施行される．顎骨壊死は放射線障害よりも，骨転移に高カルシウム血症を伴う場合に使用されるビスホスホネート系薬剤の副作用として有名である．

正解 e

問 16

分子標的治療薬と副作用の組み合わせについて誤っているものはどれか．

a. ベバシズマブ —— 高血圧
b. エルロチニブ —— 腎毒性
c. セツキシマブ —— ざ瘡様皮疹
d. トラスツズマブ —— 心毒性
e. レゴラフェニブ —— 手足症候群

解説

エルロチニブの副作用として最も重要なものは間質性肺炎である．単剤で4.5%，ゲムシタビンとの併用で8.5%の頻度である．高血圧を来すのはベバシズマブのほかに，レゴラフェニブ，スニチニブ，ソラフェニブなどがある．皮疹は上皮成長因子EGFRのチロシンキナーゼ阻害薬ではほぼ必発である．セツキシマブ，パニツムマブ，ゲフィチニブなどが有名である．心毒性はトラスツズマブの副作用である．顕性の心不全は1～2%程度，無症候性の心機能低下が5～20%ある．手足症候群とは加重部・加圧部である足底や手掌に角化，発赤，知覚過敏，痛みなどを生じる副作用で，レゴラフェニブ，スニチニブ，ソラフェニブなどが原因となる．抗がん剤ではカペシタビンやドセタキセルが原因となる．

正解　b

問17 臨床試験について正しいものはどれか．2つ選べ．

a. 薬剤の効果を判定する目的で行われる臨床試験を治験と呼ぶ．
b. 第Ⅰ相試験では新規薬剤のヒトへの投与が初めて行われる．
c. 第Ⅱ相試験は検証的試験の位置づけで行われる．
d. ランダム化比較試験は第Ⅲ相試験で行われる．
e. 第Ⅳ相試験は市販後の安全性や有効性の確認のために行われる．

解説

一般に治験とは薬事申請を目的とする臨床試験のことを指す．前臨床試験では動物実験が行われ，第Ⅰ相試験で初めてヒトに投与される．第Ⅱ相試験は比較的小規模な探索的な研究であり，この段階で有望な結果が出た介入について，第Ⅲ相試験で大規模な（数百人から千人程度が対象となる）検証的研究を行う．ランダム化比較試験は研究デザインに関する用語であり，第Ⅱ相試験で行われることもある．第Ⅳ相試験は市販後調査による安全性や有効性の評価である．

正解　b，e

著者紹介 (五十音順)

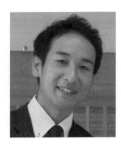

青木耕平 (Kohei Aoki MD, PhD)
医学博士
日本外科学会専門医，日本呼吸器外科学会専門医
日本呼吸器内視鏡学会気管支鏡専門医・指導医
2005年 金沢大学医学部卒．板橋中央総合病院で初期臨床研修．2007年 埼玉医科大学総合医療センター呼吸器外科に入局．川崎市立川崎病院で外科研修後，2010年より埼玉医科大学総合医療センター呼吸器外科に在籍．

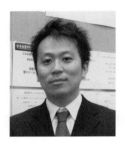

伊藤校輝 (Koki Ito MD, PhD)
医学博士
日本外科学会専門医，心臓血管外科専門医，胸部ステントグラフト指導医，腹部ステントグラフト指導医，下肢静脈瘤血管内焼灼術指導医
2006年 東北大学医学部卒．2014年 東北大学大学院医学系研究科医科学専攻博士課程心臓血管外科学修了．武蔵野赤十字病院，川崎市立川崎病院で外科研修終了後，東北大学病院，青森県立中央病院，岩手県立中央病院を経て，2020年より東北大学心臓血管外科助教．

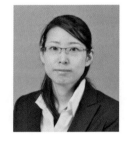

蛯名　彩 (Aya Ebina MD, PhD)
医学博士
日本耳鼻咽喉科学会専門医，日本内分泌外科学会専門医，日本甲状腺学会専門医
2007年 日本医科大学医学部卒．2007年からがん研究会有明病院の研修医を経て，同病院の頭頸科に入職．2019年より現職．2022年より日本医科大学内分泌外科学講座非常勤講師に就任．

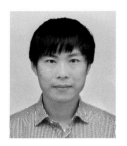

喜安佳之 (Yoshiyuki Kiyasu MD, PhD)
医学博士
日本外科学会専門医，日本消化器外科学会専門医・指導医
2010年 愛媛大学医学部卒．聖路加国際病院，亀田総合病院で研修後，2016年より京都大学大学院医学研究科(消化管外科学)に所属．2022年よりUniversity of Michigan 留学中．

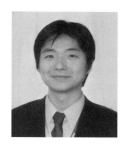

本多通孝 (Michitaka Honda MD, PhD)

医学博士

日本外科学会専門医，日本消化器外科学会専門医，日本消化器外科学会指導医
日本内視鏡外科学会技術認定医，日本食道学会食道科認定医
日本臨床疫学会上席専門家，日本臨床研究学会認定指導医

2003年 日本大学医学部卒．2012年 京都大学大学院医学研究科修了．亀田総合病院，東京都立駒込病院で外科研修終了後，川崎市立川崎病院，京都大学再生医科学研究所，日本学術振興会特別研究員，がん研究会有明病院，University of Michigan，総合南東北病院外科，福島県立医科大学災害医療支援講座を経て，2017年より福島県立医科大学低侵襲腫瘍制御学講座（寄付講座）教授に就任．

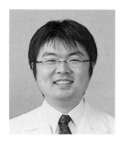

松田　諭 (Satoshi Matsuda MD)

日本外科学会専門医，日本小児外科学会専門医

2003年 東京医科歯科大学医学部卒．亀田総合病院で初期研修を終了後，同院外科後期研修にて加納宣康先生のもと外科の基礎を学ぶ．最後の年に初期研修医投票による teacher of the year を受賞．2009年より国立成育医療研究センターにて小児外科レジデント，2011年より茨城県立こども病院にて小児外科医として勤務．2014年より亀田総合病院にて一人小児外科医として勤務中．2021年より同院にて卒後研修センター長を兼務．

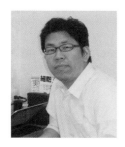

松本純明 (Yoshiaki Matsumoto MD, PhD)

医学博士

日本外科学会専門医，日本乳癌学会専門医，検診マンモグラフィ読影認定医
日本がん治療認定医機構がん治療認定医

2006年 東京大学医学部卒．2018年 京都大学大学院医学研究科修了．東京都立駒込病院にて初期臨床研修，外科後期専門研修を終了．大学院博士課程で産学連携の創薬プロジェクトを経て，2015年より京都大学大学院医学研究科乳腺外科学特定助教．乳癌の腫瘍血管に着目した新規画像診断装置の実用化に取り組む．2019年からは京都大学医学部附属病院乳腺外科/先制医療・生活習慣病研究センター特定助教として乳癌の radiogenomics 研究にも取り組んでいる．

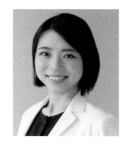

森田麻里子 (Mariko Morita MD)

麻酔科標榜医

2012年 東京大学医学部卒，亀田総合病院での初期臨床研修後，2014年 仙台厚生病院麻酔科，2016年 南相馬市立総合病院麻酔科．2018年より Child Health Laboratory 代表，2019年 昭和大学病院附属東病院睡眠医療センター勤務．小児の睡眠障害に取り組み，企業と連携してアプリ監修等行っている．

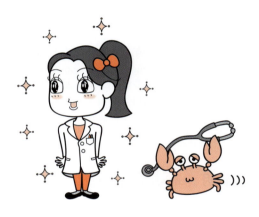